臨床研究法令ハンドブック　第3版

－臨床研究法、政省令、通知－

薬事日報社

目　次

本書の構成等

　　本書は、臨床研究法（平成 29 年法律第 16 号）に関わる政省令・通知等を一冊に
まとめた法令通知集である。内容は令和 5 年 4 月末現在。本書に掲載していない統
一書式等を見たい方は厚生労働省の「臨床研究法について」のホームページを参照。

　　参照条文：「→」は参照条文を示す。「→法 41 ～ 43」は「臨床研究法第 41 条～第 43
条を参照」、「→施行規則 2」は「臨床研究法法施行規則第 2 条参照」。

臨床研究法

（平成 29 年 4 月 14 日　法律第 16 号）

施行　平 30：4/1
改正　令 1：12/4 法 63　令 4：6/17 法 68（未施行）

目次

第一章　総則

（目的）

第一条　この法律は、臨床研究の実施の手続、認定臨床研究審査委員会による審査意見業務の適切な実施のための措置、臨床研究に関する資金等の提供に関する情報の公表の制度等を定めることにより、臨床研究の対象者をはじめとする国民の臨床研究に対する信頼の確保を図ることを通じてその実施を推進し、もって保健衛生の向上に寄与することを目的とする。

（定義）

第二条　この法律において「臨床研究」とは、医薬品等を人に対して用いることにより、当該医薬品等の有効性又は安全性を明らかにする研究（当該研究のうち、当該医薬品等の有効性又は安全性についての試験が、医薬品、医療機器等の品質、有効性及び安全性の確保等に関する法律（昭和三十五年法律第百四十五号。以下この条において「医薬品医療機器等法」という。）第八十条の二第二項に規定する治験に該当するものその他厚生労働省令で定めるものを除く。）をいう。

　　　→施行規則 2

2　この法律において「特定臨床研究」とは、臨床研究のうち、次のいずれかに該当するものをいう。

　一　医薬品等製造販売業者又はその特殊関係者（医薬品等製造販売業者と厚生労働省令で定める特殊の関係のある者をいう。以下同じ。）から研究資金等（臨床研究の実施のための資金（厚生労働省令で定める利益を含む。）をいう。以

下同じ。）の提供を受けて実施する臨床研究（当該医薬品等製造販売業者が製造販売（医薬品医療機器等法第二条第十三項に規定する製造販売をいう。以下同じ。）をし、又はしようとする医薬品等を用いるものに限る。）

二　次に掲げる医薬品等を用いる臨床研究（前号に該当するものを除く。）

イ　次項第一号に掲げる医薬品であって、医薬品医療機器等法第十四条第一項又は第十九条の二第一項の承認を受けていないもの

ロ　次項第一号に掲げる医薬品であって、医薬品医療機器等法第十四条第一項又は第十九条の二第一項の承認（医薬品医療機器等法第十四条第十五項（医薬品医療機器等法第十九条の二第五項において準用する場合を含む。）の変更の承認を含む。以下ロにおいて同じ。）を受けているもの（当該承認に係る用法、用量その他の厚生労働省令で定める事項（以下ロにおいて「用法等」という。）と異なる用法等で用いる場合に限る。）

ハ　次項第二号に掲げる医療機器であって、医薬品医療機器等法第二十三条の二の五第一項若しくは第二十三条の二の十七第一項の承認若しくは医薬品医療機器等法第二十三条の二の二十三第一項の認証を受けていないもの又は医薬品医療機器等法第二十三条の二の十二第一項の規定による届出が行われていないもの

ニ　次項第二号に掲げる医療機器であって、医薬品医療機器等法第二十三条の二の五第一項若しくは第二十三条の二の十七第一項の承認（医薬品医療機器等法第二十三条の二の五第十五項（医薬品医療機器等法第二十三条の二の十七第五項において準用する場合を含む。）の変更の承認を含む。以下ニにおいて同じ。）若しくは医薬品医療機器等法第二十三条の二の二十三第一項の認証（同条第七項の変更の認証を含む。以下ニにおいて同じ。）を受けているもの又は医薬品医療機器等法第二十三条の二の十二第一項の規定による届出（同条第二項の規定による変更の届出を含む。以下ニにおいて同じ。）が行われているもの（当該承認、認証又は届出に係る使用方法その他の厚生労働省令で定める事項（以下ニにおいて「使用方法等」という。）と異なる使用方法等で用いる場合に限る。）

ホ　次項第三号に掲げる再生医療等製品であって、医薬品医療機器等法第二十三条の二十五第一項又は第二十三条の三十七第一項の承認を受けていないもの

ヘ　次項第三号に掲げる再生医療等製品であって、医薬品医療機器等法第二十三条の二十五第一項又は第二十三条の三十七第一項の承認（医薬品医療機器等法第二十三条の二十五第十一項（医薬品医療機器等法第二十三条の三十七第五項において準用する場合を含む。）の変更の承認を含む。以下ヘにおいて同じ。）を受けているもの（当該承認に係る用法、用量その他の厚生労働省令で定める事項（以下ヘにおいて「用法等」という。）と異なる用法等で用いる場合に限る。）

→施行規則 3 〜 7

3　この法律において「医薬品等」とは、次に掲げるものをいう。

一　医薬品医療機器等法第二条第一項に規定する医薬品（同条第十四項に規定する体外診断用医薬品を除く。）

二　医薬品医療機器等法第二条第四項に規定する医療機器

三　医薬品医療機器等法第二条第九項に規定する再生医療等製品

4　この法律において「医薬品等製造販売業者」とは、医薬品等に係る医薬品医療機器等法第十二条第一項、第二十三条の二第一項又は第二十三条の二十第一項の許可を受けている者をいう。

施行通知1．(2) 法第2条第1項関係

①　「医薬品等を人に対して用いる」とは、医薬品、医療機器又は再生医療等製品を人に対して投与又は使用する行為のうち、医行為に該当するものを行うことをいう。なお、医行為とは、「医師法第 17 条、歯科医師法第 17 条及び保健師助産師看護師法第 31 条の解釈について（通知）」（平成 17 年 7 月 26 日付け医政発第 0726005 号厚生労働省医政局長通知）における医行為をいう。

②　「医薬品等を人に対して用いることにより、当該医薬品等の有効性又は安全性を明らかにする研究」とは、医薬品等の有効性又は安全性を明らかにする目的で、当該医薬品等を人に対して投与又は使用することにより行う研究をいう。

第二章　臨床研究の実施

（臨床研究実施基準）

第三条　厚生労働大臣は、厚生労働省令で、臨床研究の実施に関する基準（以下「臨床研究実施基準」という。）を定めなければならない。

→施行規則8、臨床研究実施基=施行規則9 〜 38

2　臨床研究実施基準においては、次に掲げる事項について定めるものとする。

一　臨床研究の実施体制に関する事項

二　臨床研究を行う施設の構造設備に関する事項

三　臨床研究の実施状況の確認に関する事項

四　臨床研究の対象者に健康被害が生じた場合の補償及び医療の提供に関する事項

五　特定臨床研究（前条第二項第一号に掲げるものに限る。）に用いる医薬品等の製造販売をし、又はしようとする医薬品等製造販売業者及びその特殊関係者の当該特定臨床研究に対する関与に関する事項

六　その他臨床研究の実施に関し必要な事項

3　厚生労働大臣は、臨床研究実施基準を定め、又は変更するときは、あらかじ

め、厚生科学審議会の意見を聴かなければならない。

施行通知2．(16) 法第3条第2項第3号関係
①　モニタリング、監査、その他資金提供等以外の臨床研究の実施に係る契約については、原則として研究責任医師（当該研究責任医師が所属する機関において当該研究資金等を管理する者等を含むこと。以下（16）において同じ。）が行うものとし、医薬品等製造販売業者等が行ってはならない。ただし、外国にある者と共同して臨床研究を実施する場合であって、研究責任医師が契約者になれない場合は、その旨認定臨床研究審査委員会に説明すること。
②　医薬品等製造販売業者等が提案し、研究責任医師が受託して実施する臨床研究において、当該医薬品等製造販売業者等がモニタリング又は監査を実施する場合であっても、研究責任医師の責任の下で委託し、研究責任医師の監督のもと実施すること。また、その旨を研究計画書、説明同意文書に記載し、研究結果の公表時に開示すること。
施行通知2．(21) 法第3第2項第5号関係
　　法第3条第2項第5号に規定する関与に関する事項については、追って発出する通知を参照すること。

（臨床研究実施基準の遵守）
第四条　臨床研究（特定臨床研究を除く。）を実施する者は、臨床研究実施基準に従ってこれを実施するよう努めなければならない。
2　特定臨床研究を実施する者は、臨床研究実施基準に従ってこれを実施しなければならない。

（実施計画の提出）
第五条　特定臨床研究を実施する者は、特定臨床研究ごとに、次に掲げる事項を記載した特定臨床研究の実施に関する計画（以下「実施計画」という。）を作成し、厚生労働省令で定めるところにより、厚生労働大臣に提出しなければならない。
　　一　氏名又は名称及び住所並びに法人にあっては、その代表者の氏名
　　二　特定臨床研究の目的及び内容並びにこれに用いる医薬品等の概要
　　三　特定臨床研究の実施体制に関する事項
　　四　特定臨床研究を行う施設の構造設備に関する事項
　　五　特定臨床研究の実施状況の確認に関する事項
　　六　特定臨床研究の対象者に健康被害が生じた場合の補償及び医療の提供に関する事項
　　七　特定臨床研究（第二条第二項第一号に掲げるものに限る。）に用いる医薬品等の製造販売をし、又はしようとする医薬品等製造販売業者及びその特殊関

　係者の当該特定臨床研究に対する関与に関する事項
　八　特定臨床研究について第二十三条第一項に規定する審査意見業務を行う同
　　条第五項第二号に規定する認定臨床研究審査委員会（以下この章において「認
　　定臨床研究審査委員会」という。）の名称
　九　その他厚生労働省令で定める事項
2　実施計画には、次に掲げる書類を添付しなければならない。
　一　次項の規定による意見の内容を記載した書類
　二　その他厚生労働省令で定める書類
3　特定臨床研究を実施する者は、第一項の規定により実施計画を提出する場合
　においては、厚生労働省令で定めるところにより、実施計画による特定臨床研
　究の実施の適否及び実施に当たって留意すべき事項について、当該実施計画に
　記載されている認定臨床研究審査委員会の意見を聴かなければならない。
　　　　→法41、43、施行規則39、40、44、96

施行通知2．（35）法第5条第1項第3号関係
　　「特定臨床研究の実施体制に関する事項」には、研究責任医師、研究代表医
　師、統計解析担当責任者並びに研究代表医師及び研究責任医師以外の研究を総
　括する者に関する情報も含まれる。なお、当該事項は、jRCTに記録することで、
　公表される。
施行通知2．（37）法第5条第2項第1号関係
　　「意見の内容を記載した書類」とは、認定臨床研究審査委員会が意見として
　書面にて研究責任医師（多施設共同研究の場合は研究代表医師）に提示したも
　のをいう。
　　実施計画を提出する者は、実施計画に記載された認定臨床研究審査委員会が
　述べた意見の内容を記載した書類には、当該実施計画に関する審査の過程に関
　する記録を添付すること。

　（実施計画の変更）
第六条　前条第一項の規定により実施計画を提出した者（以下「特定臨床研究実
　施者」という。）は、当該実施計画の変更（厚生労働省令で定める軽微な変更を
　除く。次項本文において同じ。）をするときは、その変更後の実施計画を、厚生
　労働省令で定めるところにより、厚生労働大臣に提出しなければならない。
2　前条第二項及び第三項の規定は、前項の実施計画の変更について準用する。
　ただし、同条第二項第二号に掲げる書類については、既に厚生労働大臣に提出
　されている当該書類の内容に変更がないときは、その添付を省略することがで
　きる。
3　特定臨床研究実施者は、実施計画について、第一項の厚生労働省令で定める
　軽微な変更をしたときは、その変更の日から十日以内に、その内容を、当該実

施計画に記載されている認定臨床研究審査委員会に通知するとともに、厚生労働大臣に届け出なければならない。

→法 41、43、施行規則 41 ～ 43、44、96

（実施計画の遵守）

第七条 特定臨床研究実施者は、第五条第一項又は前条第一項の規定により提出した実施計画（同項の厚生労働省令で定める軽微な変更をしたときは、当該変更後のもの）に従って特定臨床研究を実施しなければならない。

（特定臨床研究の中止）

第八条 特定臨床研究実施者は、特定臨床研究を中止したときは、その中止の日から十日以内に、その旨を、当該特定臨床研究の実施計画に記載されている認定臨床研究審査委員会に通知するとともに、厚生労働大臣に届け出なければならない。

→施行規則 45

（特定臨床研究の対象者等の同意）

第九条 特定臨床研究を実施する者は、当該特定臨床研究の対象者に対し、あらかじめ、当該特定臨床研究の目的及び内容並びにこれに用いる医薬品等の概要、当該医薬品等の製造販売をし、若しくはしようとする医薬品等製造販売業者又はその特殊関係者から研究資金等の提供を受けて実施する場合においては第三十二条に規定する契約の内容その他厚生労働省令で定める事項について、厚生労働省令で定めるところにより説明を行い、その同意を得なければならない。ただし、疾病その他厚生労働省令で定める事由により特定臨床研究の対象者の同意を得ることが困難な場合であって、当該対象者の配偶者、親権を行う者その他厚生労働省令で定める者のうちいずれかの者に対し、説明を行い、その同意を得たとき、その他厚生労働省令で定めるときは、この限りでない。

→施行規則 46 ～ 52

（特定臨床研究に関する個人情報の保護）

第十条 特定臨床研究を実施する者は、当該特定臨床研究の対象者の個人情報（個人に関する情報であって、当該情報に含まれる氏名、生年月日その他の記述等により特定の個人を識別することができるもの（他の情報と照合することにより、特定の個人を識別することができることとなるものを含む。）をいう。以下この条において同じ。）の漏えい、滅失又は毀損の防止その他の個人情報の適切な管理のために必要な措置を講じなければならない。

施行通知２．（60）法第 10 条関係

「個人情報」とは、死者に関するものを含む。

（秘密保持義務）
第十一条　特定臨床研究に従事する者又は特定臨床研究に従事する者であった者は、正当な理由がなく、特定臨床研究の実施に関して知り得た当該特定臨床研究の対象者の秘密を漏らしてはならない。

　　　→法40、施行規則61

（特定臨床研究に関する記録）
第十二条　特定臨床研究を実施する者は、当該特定臨床研究の対象者ごとに、医薬品等を用いた日時及び場所その他厚生労働省令で定める事項に関する記録を作成し、厚生労働省令で定めるところにより、これを保存しなければならない。

　　　→法41、43、施行規則53、62

（認定臨床研究審査委員会への報告）
第十三条　特定臨床研究実施者は、特定臨床研究の実施に起因するものと疑われる疾病、障害若しくは死亡又は感染症（次条及び第二十三条第一項において「疾病等」という。）の発生を知ったときは、厚生労働省令で定めるところにより、その旨を当該特定臨床研究の実施計画に記載されている認定臨床研究審査委員会に報告しなければならない。

2　前項の規定により報告を受けた認定臨床研究審査委員会が特定臨床研究実施者に対し意見を述べたときは、当該特定臨床研究実施者は、当該意見を尊重して必要な措置をとらなければならない。

　　　→施行規則54、55

施行通知2．（64）法第13条関係
　　「特定臨床研究の実施に起因するものと疑われる疾病、障害若しくは死亡又は感染症（疾病等）」は、特定臨床研究との因果関係が否定できない有害事象をいう。

（厚生労働大臣への報告）
十四条　特定臨床研究実施者は、特定臨床研究の実施に起因するものと疑われる疾病等の発生に関する事項で厚生労働省令で定めるものを知ったときは、厚生労働省令で定めるところにより、その旨を厚生労働大臣に報告しなければならない。

　　　→施行規則56、54

（厚生科学審議会への報告）

第十五条　厚生労働大臣は、毎年度、前条の規定による報告の状況について厚生科学審議会に報告し、必要があると認めるときは、その意見を聴いて、特定臨床研究の実施による保健衛生上の危害の発生又は拡大を防止するために必要な措置をとらなければならない。

2　厚生科学審議会は、前項の場合のほか、特定臨床研究の実施による保健衛生上の危害の発生又は拡大を防止するために必要な措置について、調査審議し、必要があると認めるときは、厚生労働大臣に意見を述べることができる。

3　厚生労働大臣は、第一項の規定による報告又は措置を行うに当たっては、前条の規定による報告に係る情報の整理を行うとともに、必要があると認めるときは、同条の規定による報告に関する調査を行うものとする。

（機構による情報の整理及び調査の実施）

第十六条　厚生労働大臣は、独立行政法人医薬品医療機器総合機構（以下この条において「機構」という。）に、前条第三項に規定する情報の整理を行わせることができる。

2　厚生労働大臣は、機構の求めに応じ、機構が前項の規定による情報の整理を行うために、第十四条の規定による報告に係る特定臨床研究の内容その他厚生労働省令で定める事項に関する情報を提供することができる。

3　厚生労働大臣は、機構に第一項の規定による情報の整理を行わせるときは、その旨を公示しなければならない。

4　厚生労働大臣が、機構に第一項の規定による情報の整理を行わせるときは、第十四条の規定による報告をする者は、同条の規定にかかわらず、厚生労働省令で定めるところにより、機構に報告しなければならない。

5　機構は、第一項の規定による情報の整理を行ったときは、遅滞なく、当該情報の整理の結果を、厚生労働大臣に報告しなければならない。

6　第一項、第二項及び前項の規定は、前条第三項に規定する調査について準用する。

　　　→施行規則57、54

（認定臨床研究審査委員会への定期報告）

第十七条　特定臨床研究実施者は、厚生労働省令で定めるところにより、定期的に、特定臨床研究の実施状況について、当該特定臨床研究の実施計画に記載されている認定臨床研究審査委員会に報告しなければならない。

2　前項の規定により報告を受けた認定臨床研究審査委員会が特定臨床研究実施者に対し意見を述べたときは、当該特定臨床研究実施者は、当該意見を尊重して必要な措置をとらなければならない。

　　　→施行規則59

　（厚生労働大臣への定期報告）

第十八条　特定臨床研究実施者は、厚生労働省令で定めるところにより、定期的に、特定臨床研究の実施状況について、厚生労働大臣に報告しなければならない。

2　厚生労働大臣は、前項の規定により報告を受けたときは、当該報告を取りまとめ、その概要を公表しなければならない。

　　　→施行規則 60

　（緊急命令）

第十九条　厚生労働大臣は、特定臨床研究の実施による保健衛生上の危害の発生又は拡大を防止するため必要があると認めるときは、特定臨床研究を実施する者に対し、当該特定臨床研究を停止することその他保健衛生上の危害の発生又は拡大を防止するための応急の措置をとるべきことを命ずることができる。

　　　→法 39

　（改善命令等）

第二十条　厚生労働大臣は、この章の規定又はこの章の規定に基づく命令に違反していると認めるときは、特定臨床研究を実施する者に対し、当該特定臨床研究を臨床研究実施基準に適合させること、実施計画を変更することその他当該違反を是正するために必要な措置をとるべきことを命ずることができる。

2　厚生労働大臣は、特定臨床研究を実施する者が前項の規定による命令に従わないときは、当該特定臨床研究を実施する者に対し、期間を定めて特定臨床研究の全部又は一部の停止を命ずることができる。

　　　→法 41、43

　（特定臨床研究以外の臨床研究を実施する者が講ずべき措置）

第二十一条　臨床研究（特定臨床研究を除く。）を実施する者は、第五条第一項の規定に準じてその実施に関する計画を作成するほか、当該計画を作成し、又は変更する場合においては、認定臨床研究審査委員会の意見を聴くよう努めるとともに、第七条及び第九条から第十二条までの規定に準じて、必要な措置を講ずるよう努めなければならない。

　　　→施行規則 61、62、63、87

施行通知２．（74）法第 21 条及び規則第 63 条関係

　①　承認済みの医薬品等を用いた特定臨床研究以外の臨床研究の実施中に医薬品等製造販売業者等から研究資金等の提供を受け、特定臨床研究となる場合もあり、この場合、原則として、研究資金等の支払いを受ける前に実施計画の厚生労働大臣への届出及び jRCT への情報の公表を行う必要がある。

②　特定臨床研究以外の臨床研究を実施する場合の手続等については以下のとおりである。

　　（ア）法第5条第1項の実施計画に準じて臨床研究の実施に関する計画を作成し、研究計画書等とともに、認定臨床研究審査委員会の意見を聴くよう努めること（計画変更時も同様）。その上で、研究責任医師自ら規則第24条第1項の規定に基づき jRCT に記録することにより、情報を公表するよう努めること。その際、多施設共同研究の場合には、一の臨床研究として記録、公表すること。

　　（イ）臨床研究を実施する際には、臨床研究実施基準及び臨床研究の実施に関する計画を遵守するよう努め、

　　　　　ⅰ）臨床研究の対象者等の同意（法第9条）、臨床研究に関する個人情報の保護（法第10条）、秘密保持（法第11条）及び記録の保存（法第12条）

　　　　　ⅱ）認定臨床研究審査委員会の意見を聴いた場合にあっては、認定臨床研究審査委員会に対して、臨床研究を中止した場合の通知（法第8条）、疾病等報告（規則第54条）、不具合報告（規則第55条）及び定期報告（規則第59条）について各規定に準じて適切に対応するよう努めること。

　　（ウ）主要評価項目報告書の公表及び総括報告書の概要等臨床研究終了時に公表する事項についても、研究責任医師自ら jRCT に記録することにより公表するよう努めること。

　　（エ）厚生労働大臣に、臨床研究の実施に関する計画、疾病等報告、定期報告等の書類を提出する必要はない。

（適用除外）

第二十二条　この章の規定は、臨床研究のうち、医薬品等を用いることが再生医療等の安全性の確保等に関する法律（平成二十五年法律第八十五号）第二条第一項に規定する再生医療等に該当する場合については、適用しない。

　　　　第三章　認定臨床研究審査委員会

（臨床研究審査委員会の認定）

第二十三条　臨床研究に関する専門的な知識経験を有する者により構成される委員会であって、次に掲げる業務（以下「審査意見業務」という。）を行うもの（以下この条において「臨床研究審査委員会」という。）を設置する者（病院（医療法（昭和二十三年法律第二百五号）第一条の五第一項に規定する病院をいう。）若しくは診療所（同条第二項に規定する診療所をいい、同法第五条第一項に規

定する医師又は歯科医師の住所を含む。）の開設者又は医学医術に関する学術団体その他の厚生労働省令で定める団体（法人でない団体にあっては、代表者又は管理人の定めのあるものに限る。）に限る。）は、その設置する臨床研究審査委員会が第四項各号に掲げる要件に適合していることについて、厚生労働大臣の認定を受けなければならない。

一　第五条第三項（第六条第二項において準用する場合を含む。）の規定により意見を求められた場合において、実施計画について臨床研究実施基準に照らして審査を行い、特定臨床研究を実施する者に対し、特定臨床研究の実施の適否及び実施に当たって留意すべき事項について意見を述べる業務

二　第十三条第一項の規定により報告を受けた場合において、必要があると認めるときは、特定臨床研究実施者に対し、当該報告に係る疾病等の原因の究明又は再発防止のために講ずべき措置について意見を述べる業務

三　第十七条第一項の規定により報告を受けた場合において、必要があると認めるときは、特定臨床研究実施者に対し、当該報告に係る特定臨床研究の実施に当たって留意すべき事項又は改善すべき事項について意見を述べる業務

四　前三号のほか、必要があると認めるときは、その名称が第五条第一項第八号の認定臨床研究審査委員会として記載されている実施計画により特定臨床研究を実施する者に対し、当該特定臨床研究を臨床研究実施基準に適合させるために改善すべき事項又は疾病等の発生防止のために講ずべき措置について意見を述べる業務

2　前項の認定を受けようとする者は、厚生労働省令で定めるところにより、次に掲げる事項を記載した申請書を厚生労働大臣に提出して、同項の認定の申請をしなければならない。

一　氏名又は名称及び住所並びに法人にあっては、その代表者（法人でない団体にあっては、その代表者又は管理人）の氏名

二　臨床研究審査委員会の名称

三　臨床研究審査委員会の委員の氏名

四　審査意見業務を行う体制に関する事項

五　その他厚生労働省令で定める事項

3　前項の申請書には、次項第二号に規定する業務規程その他の厚生労働省令で定める書類を添付しなければならない。

4　厚生労働大臣は、第一項の認定（以下この条において単に「認定」という。）の申請があった場合において、その申請に係る臨床研究審査委員会が次に掲げる要件に適合すると認めるときは、認定をしなければならない。

一　臨床研究に関する専門的な知識経験を有する委員により構成され、かつ、審査意見業務の公正な実施に支障を及ぼすおそれがないものとして厚生労働省令で定める体制が整備されていること。

二　審査意見業務の実施の方法、審査意見業務に関して知り得た情報の管理及

び秘密の保持の方法その他の審査意見業務を適切に実施するための方法に関する業務規程が整備されていること。

三　前二号に掲げるもののほか、審査意見業務の適切な実施のために必要なものとして厚生労働省令で定める基準に適合するものであること。

5　厚生労働大臣は、前項の規定により認定をしたときは、次に掲げる事項を公示しなければならない。

一　認定を受けた者（以下「認定委員会設置者」という。）の氏名又は名称及び住所

二　認定に係る臨床研究審査委員会（以下「認定臨床研究審査委員会」という。）の名称

　　→施行規則 64 ～ 67、80 ～ 82、83 ～ 86、96

施行通知３．(6) 法第 23 条第 1 項関係

①　認定臨床研究審査委員会は、臨床研究を実施しようとする研究責任医師等から意見を求められた場合等において、臨床研究実施基準に照らして審査を行い、当該研究責任医師等に意見を通知すること。

②　認定臨床研究審査委員会は、審査意見業務を行うに当たって、世界保健機関が公表を求める事項において日英対訳に齟齬がないかを含めて確認し意見を述べること。

（欠格事由）

第二十四条　前条第四項の規定にかかわらず、次の各号のいずれかに該当するときは、同条第一項の認定を受けることができない。

一　申請者が、禁錮以上の刑に処せられ、その執行を終わり、又は執行を受けることがなくなるまでの者であるとき。

　　◆令 4・6・17 法 68 で改正、刑法等一部改正法施行日〔公布の日（令和 4 年 6 月 17 日）から起算して 3 年を超えない範囲内において政令で定める日〕から施行：第二十四条第一号中「禁固」を「拘禁刑」に改める。

二　申請者が、この法律その他国民の保健医療に関する法律で政令で定めるものの規定により罰金の刑に処せられ、その執行を終わり、又は執行を受けることがなくなるまでの者であるとき。

三　申請者が、第三十一条第一項の規定により前条第一項の認定を取り消され、その認定の取消しの日から起算して三年を経過しない者（認定の取消しの処分に係る行政手続法（平成五年法律第八十八号）第十五条第一項の規定による通知があった日（以下この条において「通知日」という。）前六十日以内に当該認定を取り消された法人の役員（いかなる名称によるかを問わず、これと同等以上の職権又は支配力を有する者を含む。以下この条において同じ。）であった者で当該認定の取消しの日から起算して三年を経過しないもの及び

通知日前六十日以内に認定を取り消された団体の代表者又は管理人であった者で当該認定の取消しの日から起算して三年を経過しないものを含む。）であるとき。ただし、当該認定の取消しが、認定の取消しの処分の理由となった事実及び当該事実の発生を防止するための認定委員会設置者による体制の整備についての取組の状況その他の当該事実に関して当該認定委員会設置者が有していた責任の程度を考慮して、この号本文に規定する認定の取消しに該当しないこととすることが相当であると認められる認定の取消しとして厚生労働省令で定めるものに該当する場合を除く。

四　申請者が、第三十一条第一項の規定による前条第一項の認定の取消しの処分に係る通知日から当該処分をする日又は処分をしないことを決定する日までの間に第二十七条第一項の規定による廃止の届出をした者（当該廃止について相当の理由がある者を除く。）で、当該届出の日から起算して三年を経過しないものであるとき。

五　申請者が、前条第一項の認定の申請前三年以内に審査意見業務に関し不正又は著しく不当な行為をした者であるとき。

六　申請者が、法人であって、その役員のうちに前各号のいずれかに該当する者があるとき。

七　申請者が、法人でない団体であって、その代表者又は管理人のうちに第一号から第五号までのいずれかに該当する者があるとき。

　　→施行規則 68、96

　　→第 2 号の「政令」＝平成 30 年政令第 41 号「臨床研究法第二十四条第二号の国民の保健医療に関する法律等を定める政令」：臨床研究法第 24 条第 2 号（法第 26 条第 6 項において準用する場合を含む）の政令で定める法律は次のとおり。

　　　①児童福祉法（昭和 22 年法律第 164 号）、②医師法（昭和 23 年法律第 201 号）③歯科医師法（昭和 23 年法律第 202 号）、④保健師助産師看護師法（昭和 23 年法律第 203 号）、⑤医療法（昭和 23 年法律第 205 号）、⑥精神保健及び精神障害者福祉に関する法律（昭和 25 年法律第 123 号）、⑦医薬品、医療機器等の品質、有効性及び安全性の確保等に関する法律（昭和 35 年法律第 145 号）、⑧薬剤師法（昭和 35 年法律第 146 号）、⑨介護保険法（平成 9 年法律第 123 号）、⑩障害者の日常生活及び社会生活を総合的に支援するための法律（平成 17 年法律第 123 号）、⑪再生医療等の安全性の確保等に関する法律（平成 25 年法律第 85 号）、⑫難病の患者に対する医療等に関する法律（平成 26 年法律第 50 号）

（変更の認定）

第二十五条　認定委員会設置者は、第二十三条第二項第三号又は第四号に掲げる事項の変更（厚生労働省令で定める軽微な変更を除く。）をするときは、厚生労働大臣の認定を受けなければならない。

2　認定委員会設置者は、前項の厚生労働省令で定める軽微な変更をしたときは、遅滞なく、その内容を厚生労働大臣に届け出なければならない。

3　第二十三条第二項から第五項までの規定は、第一項の変更の認定について準用する。

4　認定委員会設置者は、第二十三条第二項第一号、第二号若しくは第五号に掲げる事項又は同条第三項に規定する書類に記載した事項に変更があったとき（当該変更が厚生労働省令で定める軽微なものであるときを除く。）は、遅滞なく、その内容を厚生労働大臣に届け出なければならない。

5　第二十三条第五項の規定は、同項各号に掲げる事項について前項の規定により届出があった場合について準用する。

　　　　→施行規則 69 〜 75、96

施行通知３．（20）法第 25 条第 3 項関係

　　法第 25 条第 3 項の規定により準用する第 23 条第 3 項に規定する書類については、既に厚生労働大臣に提出されている当該書類の内容に変更がないときは、その添付を省略することができる。

（認定の有効期間）

第二十六条　第二十三条第一項の認定の有効期間は、当該認定の日から起算して三年とする。

2　前項の有効期間（当該有効期間についてこの項の規定により更新を受けたときにあっては、更新後の当該有効期間をいう。以下この条において単に「有効期間」という。）の満了後引き続き認定臨床研究審査委員会を設置する認定委員会設置者は、有効期間の更新を受けなければならない。

3　前項の更新を受けようとする認定委員会設置者は、有効期間の満了の日の九十日前から六十日前までの間（以下この項において「更新申請期間」という。）に、厚生労働大臣に前項の更新の申請をしなければならない。ただし、災害その他やむを得ない事由により更新申請期間に更新の申請をすることができないときは、この限りでない。

4　前項の申請があった場合において、有効期間の満了の日までに当該申請に対する処分がされないときは、従前の認定は、有効期間の満了後もその処分がされるまでの間は、なお効力を有する。

5　前項の場合において、第二項の更新がされたときは、有効期間は、当該更新前の有効期間の満了の日の翌日から起算するものとする。

6　第二十三条（第二項から第四項までに限る。）及び第二十四条（第三号から第五号までを除く。）の規定は、第二項の更新について準用する。ただし、第二十三条第三項に規定する書類については、既に厚生労働大臣に提出されている当該書類の内容に変更がないときは、その添付を省略することができる。

　　　　→施行規則 76、96

（認定臨床研究審査委員会の廃止）

第二十七条 認定委員会設置者は、その設置する認定臨床研究審査委員会を廃止するときは、厚生労働省令で定めるところにより、あらかじめ、その旨をその名称が第五条第一項第八号の認定臨床研究審査委員会として記載されている実施計画により特定臨床研究を実施する者に通知するとともに、厚生労働大臣に届け出なければならない。

2 厚生労働大臣は、前項の規定による届出があったときは、その旨を公示しなければならない。

　　　→施行規則77、78

（秘密保持義務）

第二十八条 認定臨床研究審査委員会の委員若しくは審査意見業務に従事する者又はこれらの者であった者は、正当な理由がなく、その審査意見業務に関して知り得た秘密を漏らしてはならない。

　　　→法40

（厚生労働大臣への報告）

第二十九条 認定臨床研究審査委員会は、第二十三条第一項第二号から第四号までの意見を述べたときは、遅滞なく、厚生労働大臣にその内容を報告しなければならない。

施行通知3．（24）法第29条関係

　　「第二十三条第一項第二号から第四号までの意見を述べたとき」とは、疾病等報告、定期報告、重大な不適合報告その他の報告について、認定臨床研究審査委員会が審査意見業務に係る結論を得た場合において、特記すべき意見を述べたことをいう。例えば、臨床研究の対象者の安全性に大きな影響を及ぼす疾病等や不適合への措置として、臨床研究を中止すべき旨の意見を述べた場合等が挙げられる。

（改善命令）

第三十条 厚生労働大臣は、認定臨床研究審査委員会が第二十三条第四項各号に掲げる要件のいずれかに適合しなくなったと認めるときは、認定委員会設置者に対し、これらの要件に適合させるために必要な措置をとるべきことを命ずることができる。

2 厚生労働大臣は、前項に定めるもののほか、認定委員会設置者がこの章の規定又はこの章の規定に基づく命令に違反していると認めるとき、その他審査意見業務の適切な実施を確保するため必要があると認めるときは、認定委員会設置者に対し、審査意見業務を行う体制の改善、第二十三条第四項第二号に規定

する業務規程の変更その他必要な措置をとるべきことを命ずることができる。

（認定の取消し）

第三十一条　厚生労働大臣は、認定委員会設置者について、次の各号のいずれかに該当するときは、第二十三条第一項の認定を取り消すことができる。

　一　偽りその他不正の手段により第二十三条第一項の認定、第二十五条第一項の変更の認定又は第二十六条第二項の更新を受けたとき。

　二　認定臨床研究審査委員会が第二十三条第四項各号に掲げる要件のいずれかに適合しなくなったとき。

　三　第二十四条各号（第三号及び第四号を除く。）のいずれかに該当するに至ったとき。

　四　この章の規定又はこの章の規定に基づく命令に違反したとき。

　五　正当な理由がなくて第三十五条第一項の規定による報告若しくは物件の提出をせず、若しくは虚偽の報告若しくは虚偽の物件の提出をし、又は同項の規定による検査を拒み、妨げ、若しくは忌避し、若しくは同項の規定による質問に対し、答弁をせず、若しくは虚偽の答弁をしたとき。

2　厚生労働大臣は、前項の規定により第二十三条第一項の認定を取り消したときは、その旨を公示しなければならない。

　　　→施行規則 79

第四章　臨床研究に関する資金等の提供

（契約の締結）

第三十二条　医薬品等製造販売業者又はその特殊関係者は、特定臨床研究を実施する者に対し、当該医薬品等製造販売業者が製造販売をし、又はしようとする医薬品等を用いる特定臨床研究についての研究資金等の提供を行うときは、当該研究資金等の額及び内容、当該特定臨床研究の内容その他厚生労働省令で定める事項を定める契約を締結しなければならない。

　　　→施行規則 88

施行通知 4．(1) 法第 32 条関係

　①　研究資金等の提供に係る契約は、文書又は電磁的方法により締結すること。

　②　研究資金等の提供に係る契約は、当該研究資金等を提供する前に締結しなければならない。また、特定臨床研究実施後に研究資金等を支払わなければならないといったやむを得ない場合を除き、原則として臨床研究実施前に契約を締結すること。

　③　研究資金等の提供に係る契約の当事者については、実施医療機関の管理者又は研究の管理等を行う団体など、研究責任医師でなくとも差し支えないが、

研究資金等の提供を受ける実施医療機関又は研究の管理等を行う団体における決裁規程に則した者とすること。また、その責任は研究責任医師が負うこととし、当該研究責任医師が必ず内容を確認すること。

なお、研究の管理等を行う団体を経由して研究資金等を提供する場合、当該団体と実施医療機関の三者契約としても差し支えないこと。また、当該団体を経由して多施設共同研究を実施する場合、医薬品等製造販売業者等は、全ての実施医療機関と契約を締結しなくとも差し支えない。

④　多施設共同研究を行う場合、契約は必ずしも研究代表医師（当該研究代表医師が所属する機関において当該研究資金等を管理する者等を含む。）が代表して締結する必要はなく、必要に応じて各研究責任医師（当該研究責任医師が所属する機関において当該研究資金等を管理する者等を含む。）が個別に契約を締結することとしても差し支えない。

（研究資金等の提供に関する情報等の公表）

第三十三条　医薬品等製造販売業者又はその特殊関係者は、当該医薬品等製造販売業者が製造販売をし、又はしようとする医薬品等を用いる特定臨床研究についての研究資金等の提供に関する情報のほか、特定臨床研究を実施する者又は当該者と厚生労働省令で定める特殊の関係のある者に対する金銭その他の利益（研究資金等を除く。）の提供に関する情報であってその透明性を確保することが特定臨床研究に対する国民の信頼の確保に資するものとして厚生労働省令で定める情報について、厚生労働省令で定めるところにより、インターネットの利用その他厚生労働省令で定める方法により公表しなければならない。

　　　　→施行規則 89 ～ 91

施行通知 4 ．（3）法第 33 条関係

①　法第 33 条の規定に基づく公表義務は、医薬品等製造販売業者又はその特殊関係者のいずれかにおいて公表されていればよい。

②　同条に基づく公表はインターネットの利用によるもの以外は認められない。

③　同条に基づく公表は、公表された情報を閲覧をしようとする者が公表を行う医薬品等製造販売業者等に対して閲覧申請を行った上でないと当該情報を閲覧できない方法及び印刷を禁止する方法といった閲覧しにくい方法は医薬品製造販売業者等と研究責任医師及び当該研究責任医師が所属する機関との透明性を確保する観点から認められないこと。また、公表されている当該情報について検索を可能にすることが望ましい。

④　日本製薬工業協会「企業活動と医療機関等の関係性の透明性ガイドライン」等の業界団体の自主的ルールに基づく公表情報を法に基づく情報として公表

することは差し支えないが、この場合、法に基づく情報のみを閲覧できるように、研究責任医師の氏名など必要な情報を公表した上で、当該情報を検索できるようにする仕組みを整備し、かつ、検索により当該情報を閲覧することができる旨を明記すること。

⑤　情報を掲載するウェブサイトについては、医薬品等製造販売業者等がウェブサイトを有していない場合などやむを得ない場合、当該医薬品等製造販売業者等の責任において、業界団体が有するウェブサイトにおける公表でも差し支えない。

⑥　医薬品等製造販売業者の子会社が法に基づき公表を行わなければならない場合にあっては、当該医薬品等製造販売業者のウェブサイトにおいて、当該子会社からの支払いである旨を明確にしつつ当該子会社が公表すべき情報を公表することが望ましい。

（勧告等）

三十四条　厚生労働大臣は、前二条の規定に違反する医薬品等製造販売業者又はその特殊関係者があるときは、当該医薬品等製造販売業者又はその特殊関係者に対し、これらの規定に従って第三十二条に規定する契約を締結すべきこと又は前条に規定する情報を公表すべきことを勧告することができる。

2　厚生労働大臣は、前項の規定による勧告を受けた医薬品等製造販売業者又はその特殊関係者がこれに従わなかったときは、その旨を公表することができる。

第五章　雑則

（報告徴収及び立入検査）

第三十五条　厚生労働大臣は、この法律の施行に必要な限度において、特定臨床研究を実施する者、認定委員会設置者若しくは医薬品等製造販売業者（その製造販売をし、又はしようとする医薬品等が特定臨床研究に用いられる者に限る。第四十二条において同じ。）若しくはその特殊関係者に対して、必要な報告若しくは帳簿、書類その他の物件の提出を求め、又はその職員に、これらの者の事業場に立ち入り、その帳簿、書類その他の物件を検査させ、若しくは関係者に質問させることができる。

2　前項の規定により職員が立ち入るときは、その身分を示す証明書を携帯し、関係者に提示しなければならない。

3　第一項の規定による権限は、犯罪捜査のために認められたものと解してはならない。

→法 41 〜 43

（権限の委任）

第三十六条 この法律に規定する厚生労働大臣の権限は、厚生労働省令で定めるところにより、地方厚生局長に委任することができる。

2 前項の規定により地方厚生局長に委任された権限は、厚生労働省令で定めるところにより、地方厚生支局長に委任することができる。

　　→施行規則92

　（経過措置）

第三十七条 この法律の規定に基づき命令を制定し、又は改廃する場合においては、その命令で、その制定又は改廃に伴い合理的に必要と判断される範囲内において、所要の経過措置（罰則に関する経過措置を含む。）を定めることができる。

　（厚生労働省令への委任）

第三十八条 この法律に規定するもののほか、この法律の実施のため必要な手続その他の事項は、厚生労働省令で定める。

　　　第六章　罰則

第三十九条 第十九条の規定による命令に違反した者は、三年以下の懲役若しくは三百万円以下の罰金に処し、又はこれを併科する。

　　◆令4・6・17法68で改正、刑法等一部改正法施行日〔公布の日（令和4年6月17日）から起算して3年を超えない範囲内において政令で定める日〕から施行：第三十九条及び第四十条中「懲役」を「拘禁刑」に改める。

第四十条 第十一条又は第二十八条の規定に違反して秘密を漏らした者は、一年以下の懲役又は百万円以下の罰金に処する。

　　◆令4・6・17法68で改正、刑法等一部改正法施行日〔公布の日（令和4年6月17日）から起算して3年を超えない範囲内において政令で定める日〕から施行：第三十九条及び第四十条中「懲役」を「拘禁刑」に改める。

第四十一条 特定臨床研究を実施する者が次の各号のいずれかに該当するときは、五十万円以下の罰金に処する。

　一　第五条第一項の規定に違反して、正当な理由がなくて実施計画を提出せず、又はこれに記載すべき事項を記載せず、若しくは虚偽の記載をしてこれを提出して、特定臨床研究を実施した者

　二　第六条第一項の規定に違反して、正当な理由がなくて実施計画を提出せず、又はこれに記載すべき事項を記載せず、若しくは虚偽の記載をしてこれを提出して、特定臨床研究を実施した者

三　第十二条の規定に違反して正当な理由がなくて記録の作成若しくは保存をしなかった者又は虚偽の記録を作成した者

四　第二十条第二項の規定による命令に違反した者

五　正当な理由がなくて第三十五条第一項の規定による報告若しくは物件の提出をせず、若しくは虚偽の報告若しくは虚偽の物件の提出をし、又は同項の規定による検査を拒み、妨げ、若しくは忌避し、若しくは同項の規定による質問に対し、答弁をせず、若しくは虚偽の答弁をした者

第四十二条　医薬品等製造販売業者又はその特殊関係者が、正当な理由がなくて第三十五条第一項の規定による報告若しくは物件の提出をせず、若しくは虚偽の報告若しくは虚偽の物件の提出をし、又は同項の規定による検査を拒み、妨げ、若しくは忌避し、若しくは同項の規定による質問に対し、答弁をせず、若しくは虚偽の答弁をしたときは、三十万円以下の罰金に処する。

第四十三条　法人（法人でない団体で代表者又は管理人の定めのあるものを含む。以下この条において同じ。）の代表者若しくは管理人又は法人若しくは人の代理人、使用人その他の従業者が、その法人又は人の業務に関して第三十九条又は前二条の違反行為をしたときは、行為者を罰するほか、その法人又は人に対しても各本条の罰金刑を科する。

2　法人でない団体について前項の規定の適用がある場合には、その代表者又は管理人が、その訴訟行為につき法人でない団体を代表するほか、法人を被告人又は被疑者とする場合の刑事訴訟に関する法律の規定を準用する。

　　　附　則

（施行期日）

第一条　この法律は、公布の日から起算して一年を超えない範囲内において政令で定める日から施行する〔編注：平成30年2月28日政令第40号で平成30年4月1日から施行〕。ただし、附則第四条、第五条及び第八条の規定は、公布の日から施行する。

（検討）

第二条　政府は、この法律の施行後二年以内に、先端的な科学技術を用いる医療行為その他の必ずしも十分な科学的知見が得られていない医療行為についてその有効性及び安全性を検証するための措置について検討を加え、その結果に基づき、法制上の措置その他の必要な措置を講ずるものとする。

2　政府は、この法律の施行後五年以内に、この法律の施行の状況、臨床研究を取り巻く状況の変化等を勘案し、この法律の規定に検討を加え、必要があると認めるときは、その結果に基づいて所要の措置を講ずるものとする。

（経過措置）

第三条　この法律の施行の際現に特定臨床研究を実施している者が実施する当該特定臨床研究については、この法律の施行の日（以下「施行日」という。）から起算して一年を経過する日までの間（当該期間内に当該特定臨床研究の実施計画を提出した者については、当該提出の日までの間）は、第四条第二項及び第五条第一項の規定は、適用しない。

2　第九条及び第十二条の規定は、施行日以後に開始する特定臨床研究について適用する。

3　この法律の施行の際現に第二十一条に規定する臨床研究を実施している者については、施行日から起算して一年を経過する日までの間は、同条の規定は、適用しない。

　（施行前の準備）

第四条　厚生労働大臣は、臨床研究実施基準を定めようとするときは、施行日前においても、厚生科学審議会の意見を聴くことができる。

第五条　第二十三条第一項の認定を受けようとする者は、施行日前においても、同条第二項及び第三項の規定の例により、その認定の申請をすることができる。

2　厚生労働大臣は、前項の規定により第二十三条第一項の認定の申請があった場合においては、施行日前においても、同条第四項及び第二十四条の規定の例により、その認定をすることができる。この場合において、その認定は施行日において厚生労働大臣が行った第二十三条第一項の認定とみなす。

施行通知５．（３）法附則第５条関係

　　法附則第５条の規定に基づき、施行前の準備として、法第23条第1項の臨床研究審査委員会の認定を受けようとする者は、厚生労働省医政局研究開発振興課に連絡すること。

　（独立行政法人医薬品医療機器総合機構法の一部改正）

第六条　独立行政法人医薬品医療機器総合機構法（平成十四年法律第百九十二号）の一部を次のように改正する。

　　第十五条第一項に次の一号を加える。

　　八　特定臨床研究（臨床研究法（平成二十九年法律第十六号）第二条第二項に規定する特定臨床研究をいう。）に関する次に掲げる業務

　　イ　臨床研究法第十六条第一項（同条第六項において準用する場合を含む。）の規定による情報の整理及び調査を行うこと。

　　ロ　イに掲げる業務に附帯する業務を行うこと。

　　第二十九条第一項第三号中「及び第七号」を「から第八号まで」に改める。

　（厚生労働省設置法の一部改正）

第七条　厚生労働省設置法（平成十一年法律第九十七号）の一部を次のように改正する。

　　第八条第一項第四号中「再生医療等の安全性の確保等に関する法律（平成二十五年法律第八十五号）」の下に「　、臨床研究法（平成二十九年法律第十六号）」

を加える。

　（政令への委任）

第八条　この附則に規定するもののほか、この法律の施行に関し必要な経過措置
　は、政令で定める。

　　　　附　　則（令元・12・4法63）抄

（施行期日）

第一条　この法律は、公布の日から起算して一年を超えない範囲内において政令
　で定める日から施行する〔令和2年政令第39号で令和2年9月1日から施行。
　ただし、改正法附則第38条の規定は、令和2年4月1日から施行〕。ただし、
　次の各号に掲げる規定は、当該各号に定める日から施行する。

　一　略

　二　第二条の規定、第四条(覚せい剤取締法第九条第一項第二号の改正規定に限
　　る。)の規定及び第六条の規定並びに次条、附則第五条、第六条、第八条、第
　　十一条第二項、第十六条及び第二十条の規定、附則第二十二条(自衛隊法(昭
　　和二十九年法律第百六十五号)第百十五条の五第二項の改正規定に限る。)の
　　規定並びに附則第二十三条、第二十八条、第三十一条、第三十四条及び第三
　　十六条の規定　公布の日から起算して二年を超えない範囲内において政令で
　　定める日〔令和2年政令第39号で令和3年8月1日から施行〕

（罰則に関する経過措置）

第三十八条　この法律の施行前にした行為及びこの法律の規定によりなお従前の
　例によることとされる場合におけるこの法律の施行後にした行為に対する罰則
　の適用については、なお従前の例による。

　　　　附　　則（令4・6・17法68）抄

（施行期日）

1　この法律は、刑法等一部改正法施行日〔公布の日（令和4年6月17日）か
　ら起算して3年を超えない範囲内において政令で定める日〕から施行する。〔以
　下略〕

臨床研究法施行規則

（平成 30 年 2 月 28 日　厚生労働省令第 17 号）

施行　平 30：4/1
改正　平 30：11/30 厚労令 140　令 1：6/28 厚労令 20　令 2：4/30 厚労令 93、5/15 厚労令 100、
12/25 厚労令 208（押印廃止）　令 3：1/28 厚労令 14・1/29 厚労令 15　令 4：3/29 厚労令 47、
5/20 厚労令 84、6/24 厚労令 97、9/30 厚労令 140

　臨床研究法（平成二十九年法律第十六号）第二条第一項並びに第二項第一号並びに第二号ロ、ニ及びへ、第三条第一項、第五条第一項及び第三項（同法第六条第二項において準用する場合を含む。）、第六条第一項、第九条、第十二条、第十三条第一項、第十四条、第十六条第二項（同条第六項において準用する場合を含む。）及び第四項、第十七条第一項、第十八条第一項、第二十三条第一項、第二項、第三項並びに第四項第一号及び第三号（同法第二十五条第三項及び第二十六条第六項において準用する場合を含む。）、第二十四条第三号、第二十五条第一項及び第四項、第二十七条第一項、第三十二条、第三十三条、第三十六条第一項並びに第三十八条の規定に基づき、臨床研究法施行規則を次のように定める。

　　臨床研究法施行規則

目次

第一章　総則

（定義）

第一条　この省令において使用する用語は、臨床研究法（平成二十九年法律第十六号。以下「法」という。）において使用する用語の例によるほか、次の定義に従うものとする。

一　「実施医療機関」とは、臨床研究が実施される医療機関をいう。

二　「研究責任医師」とは、法に規定する臨床研究を実施する者をいい、一の実施医療機関において臨床研究に係る業務を統括する医師又は歯科医師をいう。

三　「多施設共同研究」とは、一の臨床研究の計画書（以下「研究計画書」という。）に基づき複数の実施医療機関において実施される臨床研究をいう。

四　「研究代表医師」とは、多施設共同研究を実施する場合に、複数の実施医療機関の研究責任医師を代表する研究責任医師をいう。

五　「研究分担医師」とは、実施医療機関において、研究責任医師の指導の下に臨床研究に係る業務を分担する医師又は歯科医師をいう。

六　「モニタリング」とは、臨床研究に対する信頼性の確保及び臨床研究の対象者の保護の観点から臨床研究が適正に行われていることを確保するため、当該臨床研究の進捗状況並びに当該臨床研究がこの省令及び研究計画書に従って行われているかどうかについて、研究責任医師が特定の者を指定して行わせる調査をいう。

七　「監査」とは、臨床研究に対する信頼性の確保及び臨床研究の対象者の保護の観点から臨床研究により収集された資料の信頼性を確保するため、当該臨床研究がこの省令及び研究計画書に従って行われたかどうかについて、研究責任医師が特定の者を指定して行わせる調査をいう。

八　「代諾者」とは、臨床研究の対象者の配偶者、親権を行う者、後見人その他これらに準ずる者をいう。

施行通知１．（1）規則第１条関係
①　「原資料」とは、臨床研究の対象者に対する医薬品等の投与及び診療により得られた臨床所見、観察その他の活動に関する元の記録やデータをいう。

②　「手順書」とは、臨床研究に係る各々の業務が恒常的に、かつ適切に実施されるよう手順を定めた文書をいう。

（適用除外）
第二条　法第二条第一項の厚生労働省令で定めるものは、次に掲げるものとする。
　一　研究の目的で検査、投薬その他の診断又は治療のための医療行為の有無及び程度を制御することなく、患者のために最も適切な医療を提供した結果としての診療情報又は試料を利用する研究

　二　医薬品、医療機器等の品質、有効性及び安全性の確保等に関する法律（昭和三十五年法律第百四十五号。以下「医薬品医療機器等法」という。）第二条第十七項に規定する治験に該当するもの（医薬品医療機器等法第八十条の二第二項に規定する治験に該当するものを除く。）

　三　医薬品の製造販売後の調査及び試験の実施の基準に関する省令（平成十六年厚生労働省令第百七十一号）第二条第一項に規定する製造販売後調査等（第一号に規定する研究に該当するものを除く。）

　四　医療機器の製造販売後の調査及び試験の実施の基準に関する省令（平成十七年厚生労働省令第三十八号）第二条第一項に規定する製造販売後調査等（第

　一号に規定する研究に該当するものを除く。）

　五　再生医療等製品の製造販売後の調査及び試験の実施の基準に関する省令（平成二十六年厚生労働省令第九十号）第二条第一項に規定する製造販売後調査等（第一号に規定する研究に該当するものを除く。）

　六　医薬品医療機器等法第二十三条の二の二十三第一項の厚生労働大臣が定める基準への適合性に関する情報の収集のために行う試験（産業標準化法（昭和二十四年法律第百八十五号）に基づく日本産業規格に規定するものに限る。）

施行通知１．（３）規則第２条第１号関係

　規則第２条第１号に規定する研究は、いわゆる「観察研究」をいう。

（医薬品等製造販売業者と特殊の関係のある者）

第三条　法第二条第二項第一号の厚生労働省令で定める特殊の関係のある者は、医薬品等製造販売業者の子会社等（会社法（平成十七年法律第八十六号）第二条第三号の二に規定する子会社等をいう。）とする。

（研究資金等）

第四条　法第二条第二項第一号の厚生労働省令で定める利益は、臨床研究の実施に係る人件費、実施医療機関の賃借料その他臨床研究の実施に必要な費用に充てられることが確実であると認められる資金とする。

（適応外医薬品）

第五条　法第二条第二項第二号ロに規定する厚生労働省令で定める事項は、用法、用量、効能及び効果とする。

（適応外医療機器）

第六条　法第二条第二項第二号ニに規定する厚生労働省令で定める事項は、使用方法、効果及び性能とする。

（適応外再生医療等製品）

第七条　法第二条第二項第二号ヘに規定する厚生労働省令で定める事項は、用法、用量、使用方法、効能、効果及び性能とする。

　　第二章　臨床研究の実施

（臨床研究実施基準）

第八条　法第三条第一項の厚生労働省令で定める臨床研究の実施に関する基準は、次条から第三十八条までに定めるところによる。

（臨床研究の基本理念）

第九条　臨床研究は、臨床研究の対象者の生命、健康及び人権を尊重し、次に掲げる事項を基本理念として実施しなければならない。

一　社会的及び学術的意義を有する臨床研究を実施すること

二　臨床研究の分野の特性に応じた科学的合理性を確保すること

三　臨床研究により得られる利益及び臨床研究の対象者への負担その他の不利益を比較考量すること

四　独立した公正な立場における審査意見業務を行う認定臨床研究審査委員会の審査を受けていること

五　臨床研究の対象者への事前の十分な説明を行うとともに、自由な意思に基づく同意を得ること

六　社会的に特別な配慮を必要とする者について、必要かつ適切な措置を講ずること

七　臨床研究に利用する個人情報を適正に管理すること

八　臨床研究の質及び透明性を確保すること

施行通知２．(1)　規則第９条関係

　　これらの基本理念は、人を対象とする臨床研究の歴史的経緯を踏まえ、臨床研究の対象となる者の人権の尊重に関する国内外の研究倫理ガイドライン等の諸原則を整理し、臨床研究のプロセスに応じて示したものである。

（研究責任医師等の責務）

第十条　研究責任医師及び研究分担医師は、臨床研究の対象となる疾患及び当該疾患に関連する分野について、十分な科学的知見並びに医療に関する経験及び知識を有し、かつ、臨床研究に関する倫理に配慮して当該臨床研究を適正に実施するための十分な教育及び訓練を受けていなければならない。

2　研究責任医師は、臨床研究を実施する場合には、その安全性及び妥当性について、科学的文献その他の関連する情報又は十分な実験の結果に基づき、倫理的及び科学的観点から十分検討しなければならない。

3　研究責任医師及び研究分担医師は、この省令及び研究計画書に基づき臨床研究を行わなければならない。

4　研究責任医師は、臨床研究がこの省令及び研究計画書に従い、適正に実施されていることを随時確認するとともに、必要に応じて、臨床研究の中止又は研究計画書の変更その他の臨床研究の適正な実施を確保するために必要な措置を講じなければならない。

5　研究責任医師は、臨床研究に関する業務の一部を委託する場合には、委託を受けた者が遵守すべき事項について、委託契約の内容を確認するとともに、委

託を受けた者に対する必要かつ適切な監督を行わなければならない。

施行通知2．（2）規則第10条関係

　医薬品等製造販売業者等が提案する臨床研究を研究責任医師が受託して行う場合であっても、当該臨床研究が実施医療機関における医行為を前提とした診療行為の上に実施されるものであることに鑑み、責任の主体は実施医療機関に所属する研究責任医師にある。

施行通知2．（3）規則第10条第1項関係

　研究責任医師及び研究分担医師は、求められる責務に応じて当該臨床研究を適正に実施することができるよう、研究に関する倫理並びに研究の実施に必要な研究手法等の知識及び技術に関して、十分な教育及び訓練を受けていなければならないこと。

施行通知2．（4）規則第10条第2項関係

①　「倫理的及び科学的観点から十分に検討」とは、規則第9条の基本理念に基づき検討することをいう。

②　「科学的文献その他の関連する情報」としては、例えば、研究論文や学術集会の発表が挙げられる。「十分な実験の結果」としては、例えば、未承認薬における投与される医薬品等の品質、毒性及び薬理作用に関する試験等が挙げられ、当該医薬品等の安全性や妥当性について、その時点での科学的水準に基づき検討すること。

施行通知2．（5）規則第10条第4項関係

　研究責任医師は、対象者に配慮し、当該臨床研究に従事する者（研究分担医師を含む。以下同じ。）による規則及び研究計画書の遵守を図るとともに、臨床研究の進捗管理や監督、疾病等や不適合の把握及び報告並びに当該臨床研究に従事する者に対する適時な情報共有を行うこと。また、疾病等や重大な不適合が発生した場合は、再発防止策を講じ、当該臨床研究に従事する者に周知するとともに、再発防止の徹底を図ること。

（実施医療機関の管理者等の責務）

第十一条　実施医療機関の管理者は、臨床研究がこの省令及び研究計画書に従い、適正に実施されていることを随時確認するとともに、必要に応じて、臨床研究の適正な実施を確保するために必要な措置をとらなければならない。

2　実施医療機関の管理者は、前項の確認のため、研究責任医師に対し、資料の提出その他の必要な協力を求めることができる。

3　研究責任医師は、実施医療機関の管理者の求めに応じ、当該管理者が求める資料の提出その他の必要な協力を行わなければならない。

施行通知2．（6）規則第11条第1項関係

「臨床研究の適正な実施を確保するために必要な措置」として、実施医療機関の管理者は、定期的に臨床研究に従事する者の教育又は研修の機会を確保すること。その際、外部機関が実施する教育、研修等への参加の機会を確保することでも差し支えない。

（多施設共同研究）

第十二条 臨床研究を多施設共同研究として実施する研究責任医師は、当該多施設共同研究として実施する臨床研究に係る業務を代表するため、当該研究責任医師の中から、研究代表医師を選任しなければならない。

2 臨床研究を多施設共同研究として実施する研究責任医師は、他の研究責任医師に対し、当該多施設共同研究に関連する必要な情報を共有しなければならない。

施行通知2. （7）規則第12条第1項関係

① 研究責任医師は、各実施医療機関の臨床研究の実施の責務を担うこと。

② 研究代表医師は、研究責任医師を代表して認定臨床研究審査委員会へ申請書等の提出、疾病等報告等の情報共有等の手続を行うこと。研究代表医師の選出方法や他の研究責任医師との役割分担については、当該臨床研究の研究責任医師間で決定して差し支えないが、その場合であっても、それぞれの研究責任医師が自身の実施医療機関における臨床研究の責務を有すること。

施行通知2. （8）規則第12条第2項関係

① 情報共有の主な目的は、再発防止策の周知等を通じて、臨床研究の対象者の安全性を確保するためである。

② 「関連する必要な情報」とは、疾病等報告、不適合の報告、モニタリングや監査の報告書等において、臨床研究を実施する上で共有すべき必要な情報をいう。

（疾病等発生時の対応等）

第十三条 研究責任医師は、研究計画書ごとに、当該研究計画書に基づく臨床研究の実施に起因するものと疑われる疾病等が発生した場合の対応に関する一の手順書を作成し、当該手順書に沿った対応を行わなければならない。

2 研究責任医師は、臨床研究の実施に起因するものと疑われる疾病等が発生した場合は、当該臨床研究の中止その他の必要な措置を講じなければならない。

施行通知2. （9）規則第13条関係

① 規則第13条第2項に規定する「疾病等」とは、特定臨床研究の実施に起因するものと疑われる疾病、障害若しくは死亡又は感染症に加え、臨床検査値の異常や諸症状を含む。

② 手順書には、疾病等を知り得た当該臨床研究に従事する者から研究責任医師や研究代表医師への報告の流れ、重篤か否かの評価の方法等が含まれていること。なお、手順書の作成については、「厚生労働省の所管する法令の規定に基づく民間事業者等が行う書面の保存等における情報通信の技術の利用に関する省令」（平成17年厚生労働省令第44号）に基づく電磁的記録の作成を行うことができる。また、手手順書に記載すべき内容を研究計画書に記載する場合は、別途手順書の作成は要しない。

（研究計画書）

第十四条 研究責任医師は、次に掲げる事項を記載した研究計画書を作成しなければならない。

一 臨床研究の実施体制に関する事項

二 臨床研究の背景に関する事項（当該臨床研究に用いる医薬品等の概要に関する事項を含む。）

三 臨床研究の目的に関する事項

四 臨床研究の内容に関する事項

五 臨床研究の対象者の選択及び除外並びに臨床研究の中止に関する基準

六 臨床研究の対象者に対する治療に関する事項

七 有効性の評価に関する事項

八 安全性の評価に関する事項

九 統計的な解析に関する事項

十 原資料等（臨床研究により得られたデータその他の記録であって、法第三十二条の規定により締結した契約の内容を含む。以下同じ。）の閲覧に関する事項

十一 品質管理及び品質保証に関する事項

十二 倫理的な配慮に関する事項

十三 記録（データを含む。）の取扱い及び保存に関する事項

十四 臨床研究の実施に係る金銭の支払及び補償に関する事項

十五 臨床研究に関する情報の公表に関する事項

十六 臨床研究の実施期間

十七 臨床研究の対象者に対する説明及びその同意（これらに用いる様式を含む。）に関する事項

十八 前各号に掲げるもののほか、臨床研究の適正な実施のために必要な事項

施行通知２．（10）規則第14条関係

① 規則第14条に規定する研究計画書の記載事項は、臨床研究の内容に応じて記載することとして差し支えない。

② 研究計画書には、研究の標題、それを特定する番号及び作成日を記載する

こと。改訂が行われた場合には、改訂番号及び改訂日を記載すること。改訂に当たっては、当該改訂後の研究計画書を施行する日を指定し、認定臨床研究審査委員会の承認を受けることとし、全ての実施医療機関において当該施行日以降、改訂後の研究計画書に基づき研究を実施すること。改訂番号の管理方法について疑義が生じた場合には、認定臨床研究審査委員会の意見を聴くこと。

③　規則第 14 条の規定による研究計画書の作成については、「厚生労働省の所管する法令の規定に基づく民間事業者等が行う書面の保存等における情報通信の技術の利用に関する省令」に基づく電磁的記録の作成を行うことができること。

施行通知2.（11）規則第14条第1号から第18号まで関係

①　「臨床研究の実施体制」は、次に掲げるものを含むこと。なお、認定臨床研究審査委員会の審査の効率性の観点から、未承認又は適応外の医薬品等を用いた臨床研究において、実施医療機関が追加される可能性がある場合には、当該臨床研究を実施できる実施医療機関の要件を記載するよう努めること。

（ア）研究責任医師の氏名及び職名、並びに医療機関の所在地及び連絡先

（イ）データマネジメント、統計解析、モニタリング及び監査に関する責任者、研究・開発計画支援担当者、調整管理実務担当者並びに研究代表医師及び研究責任医師以外の研究を総括する者の氏名、職名及び連絡先

　　注 1　「研究・開発計画支援担当者」とは、研究全体の方向性を明確にし、着想から戦略策定、成果の公表（又は実用化）までの一連のプロセスの効率的な計画・運営と、必要な複数の臨床研究及び基礎研究等の最適化を支援する者であって、臨床薬理学（特に薬効評価、研究倫理）、一般的臨床診療あるいは臨床研究関連法令に関する見地から臨床研究計画（又は開発戦略）に批判的評価を加え、臨床開発計画に基づく最も有効で効率的な（最適化された）臨床研究計画の基本骨格の作成を支援する者をいう。

　　注 2　「調整管理実務担当者」とは、臨床研究の計画的かつ効率的な運営管理に関する知識及び手法に基づき、臨床研究を円滑に運営する者をいう。

　　注 3　「研究代表医師並びに研究責任医師以外の研究を総括する者」とは、当該臨床研究に用いる医薬品等の特許権を有する者や当該臨床研究の研究資金等を調達する者等であって、研究を総括する者をいう。

（ウ）その他臨床研究に関連する臨床検査施設並びに医学的及び技術的部門・機関の名称及び所在地

（エ）開発業務受託機関に業務を委託する場合には、開発業務受託機関の名称及び所在地並びに委託する業務の内容及び監督方法

②　「臨床研究の背景」は、当該臨床研究の必要性及び課題設定を明確化する

観点から、以下に掲げる点について、参考文献、根拠データ等に基づき、分かりやすく簡潔に記載すること。

(ア) 国内外における対象疾患の状況（対象疾患に関する疫学データを含む。）

(イ) これまでに実施されてきた標準治療の経緯及び内容

(ウ) 現在の標準治療の内容及び治療成績

(エ) 当該臨床研究の必要性につながる、現在の標準治療の課題、不明点等

(オ) 当該臨床研究に用いる医薬品等に関する以下の情報

 ⅰ）当該医薬品等の名称（一般名及び販売名）

 ⅱ）投与経路、用法・用量及び投与期間

 ⅲ）対象集団（年齢層、性別、疾患等）

 ⅳ）当該医薬品等の有効性及び安全性に関して、非臨床試験、他の臨床研究等から得られている臨床的に重要な所見

 ⅴ）当該医薬品等の投与等による利益及び不利益（既知のもの及び可能性のあるもの）

③ 「臨床研究の目的」は、上記②を踏まえ、当該臨床研究の技術的事項（デザイン）の適切性が判断できるよう、当該臨床研究で明らかにしようとしている点（課題設定）について、分かりやすく簡潔に記載すること。

④ 「臨床研究の内容」は、上記②及び③を踏まえ、当該臨床研究の技術的事項（デザイン）として、以下に掲げる点について、分かりやすく簡潔に記載すること。

(ア) 臨床研究中に測定される主要評価項目及び副次評価項目に関する説明

(イ) 実施される臨床研究の種類及び手法（例えば、二重盲検、プラセボ対照、群間比較試験等）の説明並びに臨床研究の手順（段階等を図式化した表示等）

(ウ) 臨床研究におけるバイアスを最小限にする又は避けるために取られる無作為化及び盲検化等の方法の説明

(エ) 臨床研究に用いる医薬品等の用法・用量の説明、国内において製造販売承認等を取得している医薬品等以外の場合は、臨床研究に用いる医薬品等の剤形及び表示に関する記載表示については、少なくとも、医薬品等の名称、製造番号又は製造記号、医薬品等の管理に係る事項（保管方法等）について記載すること。

(オ) 臨床研究の対象者の参加予定期間及び観察期間（最初の症例を登録したときから臨床研究の内容に関する事項として記載した全ての評価項目に係るデータの収集を行うための期間が終了したときまでの期間をいう。以下同じ。）を含む全ての臨床研究の工程と期間の説明埋込み型医療機器等研究終了後にも配慮が必要なものに関しては、研究終了後のフォローアップの内容を明らかにすること。

(カ) 臨床研究の一部及び全体の中止規定又は中止基準の説明（個々の症例

について安全性確保の観点から中止すべき閾値を設定できる場合又は臨床研究全体として重篤な副作用の発現予測の観点から中止すべき閾値を設定できる場合を含む。）

（キ）プラセボ及び対照薬（臨床研究において評価の対象となる医薬品等と比較する目的で用いられる医薬品をいう。）を含む臨床研究に用いる医薬品等の管理の手順

臨床研究に用いる未承認の医薬品等を診療に用いる医薬品等と別に管理する必要がある場合には、その管理場所及び数量、据付け型医療機器の研究終了後の取扱い等を含むこと。

（ク）無作為化の手順

（ケ）症例報告書に直接記入され、かつ原資料と解すべき内容の特定

⑤　臨床研究の対象者の選択及び除外並びに中止に関する基準は、科学的根拠に基づき、臨床研究の対象者の人権保護の観点から臨床研究の目的に応じ、臨床研究の対象者を当該臨床研究の対象とすることの適否について慎重に検討されなければならないことを明らかにすること。

（ア）選択基準は、臨床研究の有効性が示された場合にその治療を適用することが妥当とみなされる集団を規定する基準であること。対象疾患、年齢、性別、症状、既往疾患、併存疾患に関する制限、臨床検査値等による閾値、同意能力等を明確に記述すること。例えば、特定の遺伝子変異を有する者を臨床研究の対象者として選択する場合にあっては、当該遺伝子変異の有無を明記すること。

（イ）除外基準は、選択基準で示される集団に属するが、特定の状況下でリスクが高くなり臨床研究への参加が倫理的でない、また、臨床研究の有効性・安全性評価に影響を及ぼすと判断されることを規定する基準であること。

（ウ）中止基準は、いつ、どのようにして臨床研究の対象者の参加を中止とするか、理由を含めて規定すること。また、中止後、どのようなデータをいつ集めるかも含めて記載すること。

（エ）やむを得ず、同意の能力を欠く者、同意の任意性が損なわれるおそれのある者を臨床研究の対象者とする場合には、その必然性を記載すること。

（オ）不当で恣意的な基準としないこと。

⑥　「臨床研究の対象者に対する治療」は、次に掲げるものを含むこと。

（ア）用いられる全ての医薬品等の名称、用法・用量、投与経路、投与期間等の内容（臨床研究の対象者に対する観察期間及びその後のフォローアップを含む。）及び入院、通院、食事制限等のスケジュールの内容

（イ）臨床研究実施前及び臨床研究実施中に許容される治療法（緊急時の治療を含む。）及び禁止される治療法

　　　（ウ）臨床研究の対象者への医薬品の投与等、その他の取り決め事項の遵守
　　　　　状況を確認する手順
⑦　「有効性の評価」は、次に掲げるものを含むこと。
　　　（ア）有効性評価指標の特定
　　　（イ）有効性評価指標に関する評価、記録及び解析の方法並びにそれらの実
　　　　　施時期
⑧　「安全性の評価」は、次に掲げるものを含むこと。
　　　（ア）安全性評価指標の特定
　　　（イ）安全性評価指標に関する評価、記録及び解析の方法並びにそれらの実
　　　　　施時期
　　　（ウ）疾病等の情報収集、記録及び報告に関する手順（研究責任医師が研究
　　　　　代表医師に報告すべき重要な疾病等及び臨床検査の異常値の特定並びに
　　　　　報告の要件及び期限を含む。）
　　　（エ）疾病等発生後の臨床研究の対象者の観察期間
⑨　「統計的な解析」は、結果の解釈に関わる主たる解析方法について、統計
　解析計画書を作成した場合であっても、次に掲げるものを記載すること。
　　　（ア）中間解析を行う場合には実施される統計解析手法の説明（計画された
　　　　　中間解析の時期を含む。）
　　　（イ）計画された登録症例数並びに臨床研究の検出力及び臨床上の理由から
　　　　　の考察を含む症例数設定の根拠
　　　　　　なお、多施設共同研究においては、各実施医療機関の登録症例数を特
　　　　　定すること。
　　　（ウ）用いられる有意水準
　　　（エ）臨床研究の中止基準（登録症例数が実施予定症例数に達しない時点で、
　　　　　臨床研究の目的、内容等に鑑み、明らかに有効又は無効であることが判
　　　　　定できる場合等）
　　　（オ）欠落、不採用及び異常データの取扱いの手順
　　　（カ）当初の統計的な解析計画を変更する場合の手順
　　　　　　当初の統計的な解析計画からの変更がある場合は、研究計画書及び統
　　　　　計解析計画書を改訂し、臨床研究の総括報告書においても説明すること。
　　　（キ）解析の対象となる臨床研究の対象者の選択（無作為割り付けを受けた
　　　　　全症例、被験薬投与を受けた全症例、全適格例、評価可能症例等）
⑩　「原資料等（臨床研究により得られたデータその他の記録であって、法第32
　条の規定により締結した契約の内容を含む。）の閲覧」について、研究責任医
　師は、研究計画書又は別の合意文書中に、研究責任医師及び実施医療機関が、
　臨床研究に関連するモニタリング、監査並びに認定臨床研究審査委員会及び
　規制当局の調査の際に、原資料等の全ての臨床研究関連記録を直接閲覧に供
　すべき旨を記載すること。

⑪　「品質管理及び品質保証」は、次に掲げるものを含むこと。
　（ア）モニタリングの方法
　　　　モニタリングの方法については、（17）規則17条関係を参照すること。
　（イ）監査の方法（監査を実施する場合）
　　　　監査の実施の必要性及び方法については、（18）規則第18条関係を参照すること。
⑫　「倫理的な配慮」は、次に掲げるものを含むこと。
　（ア）当該臨床研究において、臨床研究の対象者に生じる利益及び負担並びに予測される不利益、これらの総合的評価並びに当該負担及び不利益を最小化する対策の倫理的背景や理由
　（イ）研究の実施に伴い、臨床研究の対象者の健康又は子孫に受け継がれ得る遺伝的特徴等に関する重要な知見が得られる可能性がある場合には、臨床研究の対象者に係る研究結果（偶発的所見を含む。）の取扱い
⑬　「記録（データを含む。）の取扱い及び保存に関する事項」は、次に掲げるものを含むこと。
　（ア）利用目的に、他機関に試料・情報を提供することが含まれる場合にはその旨（ゲノムデータを取得する場合はその旨）
　（イ）試料・情報（臨床研究に用いられる情報に係る資料を含む。）の保管及び廃棄の方法
⑭　「臨床研究の実施に係る金銭の支払及び補償」は、次に掲げるものを含むこと。
　（ア）保険への加入の有無とその内容
　（イ）保険以外の補償の有無とその内容
⑮　「臨床研究に関する情報の公表」は、次に掲げるものを含むこと。
　（ア）厚生労働省が整備するデータベース（以下「jRCT」（Japan Registry of Clinical Trials）という。）に記録し、公表する旨
　（イ）資金提供を受けた医薬品等製造販売業者等と臨床研究の結果に関する公表内容及び時期に関する取り決めがある場合にはその内容
⑯　当該臨床研究の開始及び終了の予定日を記載すること。
⑰　「臨床研究の対象者に対する説明及びその同意（これらに用いる様式を含む。）」の記載に当たっては、次に掲げる事項に留意すること。
　（ア）説明文書及び同意文書の様式は、一の研究計画書について一の様式とすること。なお、多施設共同研究の様式にあっては、各実施医療機関の臨床研究の対象者に対する説明及びその同意に関する記載内容が一致するよう実施医療機関ごとに固有の事項（研究責任医師名や相談窓口の連絡先等）以外の共通する事項を記載すること。
　（イ）様式は、研究計画書の本文に記載するのではなく、別紙として差し支えない。

（ウ）説明文書及び同意文書の様式には、規則第46条に規定する事項を含むこと。

（エ）様式の改訂が行われた場合には、研究計画書の改訂番号とは別の改訂番号及び改訂日を記載すること。

（オ）（ウ）以外に、次に掲げる事項を含むこと。

　　ⅰ）インフォームド・コンセントを得る手続等

　　ⅱ）代諾者の特定や選定方針等（必要時）

　　ⅲ）インフォームド・アセントを得る場合の手続

　　ⅳ）予期される全ての利益と不利益の記載

　　　　不利益のうち副作用等の種類が多い場合には、様式の別紙として差し支えない。

（カ）臨床研究の対象者となるべき者又は代諾者となるべき者及び立会人が理解できるよう、平易な言葉を用いること。

（キ）説明文書及びその同意文書は一体化した文書又は一式の文書とすることが望ましい。

（ク）説明文書及びその同意文書の版管理を適切に行うこと。

（ケ）研究への参加の継続について臨床研究の対象者又は代諾者の意思に影響を与える可能性のある情報が得られたときは、速やかに説明文書を改訂すること。

⑱　「臨床研究の適正な実施のために必要な事項」は、次に掲げるものを含むこと。

（ア）規則第21条各号に規定する関与の有無とその内容

（イ）規則第50条の規定による臨床研究を実施しようとする場合には、同条に掲げる要件の全てを満たしていることについて判断する方法

⑲　医療機器に係る臨床研究のうち、以下の全ての事項を満たす臨床研究については、厳格には被験医療機器が変化しており、同一の医療機器とはいえないものの、一連の医療機器として一の研究計画書に以下に掲げる全ての事項が記載されていることをもって、一連の医療機器の評価を行う臨床研究として、一の研究計画書により研究を実施して差し支えない。このような研究を実施する場合には、研究計画中に以下の事項の全てを満たすように記載すること。

（ア）対象となる医療機器の構造・原材料又はその両方を変化させることにより、構造・原材料の最適化を図ることを目的とする研究デザインとなっていること。

（イ）最適化を行うに際し変化させる範囲（変更範囲：design　space）については、その変化の意図に応じた適切な範囲を設定し、当該範囲内における変化が臨床研究の対象者に対する安全性に明らかな変化を生じないことが科学的に検証されていること。

（ウ）一連の変更した医療機器を臨床研究の対象者に適用する際には、より
リスクが小さいと考えられる順に適用し、適用の都度、安全性を順次検
証した上で次の構造・原材料の医療機器を適用する研究デザインになっ
ていること。
なお、変更範囲に含まれる医療機器によって、臨床試験の対象者に対
するリスクが大きく異なる場合には一つの臨床研究の研究計画書として
評価することはできないため、別の臨床試験計画とすること。

（不適合の管理）
第十五条　研究責任医師は、臨床研究がこの省令又は研究計画書に適合していな
い状態（以下「不適合」という。）であると知ったときは、速やかに、実施医療
機関の管理者に報告しなければならない。
2　前項の規定は、研究分担医師について準用する。この場合において、同項中
「研究責任医師」とあるのは「研究分担医師」と、「実施医療機関の管理者」と
あるのは「研究責任医師」と読み替えるものとする。
3　研究責任医師は、第一項の不適合であって、特に重大なものが判明した場合
においては、速やかに認定臨床研究審査委員会の意見を聴かなければならない。
4　第一項及び前項の規定は、臨床研究を多施設共同研究として実施する場合に
ついて準用する。この場合において、第一項中「報告しなければ」とあるのは
「報告するとともに、これを研究代表医師に通知しなければ」と、前項中「研
究責任医師」とあるのは「研究代表医師」と読み替えるものとする。
5　研究代表医師は、第一項（前項の規定により読み替えて準用する場合を含む。）
の規定により多施設共同研究が不適合であることを知ったときはその旨を、速
やかに他の研究責任医師に情報提供しなければならない。

施行通知2．(12) 規則第15条第1項関係
　「不適合」とは、規則、研究計画書、手順書等の不遵守及び研究データの改
ざん、ねつ造等をいう。
施行通知2．(13) 規則第15条第2項関係
　研究分担医師は、研究責任医師に報告することによって実施医療機関の管理
者に報告されないことが懸念される場合においては、実施医療機関の管理者に
直接報告することとして差し支えない。
施行通知2．(14) 規則第15条第3項関係
　「重大な不適合」とは、臨床研究の対象者の人権や安全性及び研究の進捗や
結果の信頼性に影響を及ぼすものをいう。例えば、選択・除外基準や中止基準、
併用禁止療法等の不遵守をいい、臨床研究の対象者の緊急の危険を回避するた
めその他医療上やむを得ない理由により研究計画書に従わなかったものについ
ては含まない。

　なお、実施医療機関の管理者は、当該「重大な不適合」に関する対応の状況等を公表すること。

（構造設備その他の施設）

第十六条　研究責任医師は、臨床研究の内容に応じ、実施医療機関が救急医療に必要な施設又は設備を有していることを確認しなければならない。ただし、他の医療機関と連携することにより、臨床研究の対象者に対し、救急医療を行うために必要な体制があらかじめ確保されている場合には、この限りでない。

施行通知2．(15) 規則第16条関係

　本規定は、臨床研究の対象者に救急医療が必要となった場合に、適切に救急医療が受けられるようにすることを確保する趣旨のものである。このため、救急医療を行う施設又は設備については、原則として実施医療機関が自ら有していることが望ましい。

　「救急医療に必要な施設又は設備」については、実施する臨床研究の内容に応じたものとすること。例えば、エックス線装置、心電計、輸血及び輸液のための設備、救急医療を受ける者のために優先的に使用される病床等が含まれる。

　規則第16条ただし書の「必要な体制があらかじめ確保されている場合」とは、救急医療が必要となった場合に、救急医療を行うために必要な施設又は設備を有する他の医療機関と実施医療機関との間で患者を受け入れることについてあらかじめ合意がされている場合をいう。なお、この場合には、研究計画書をあらかじめ共有するなど、救急医療を適切に行うことのできる体制の確保に努めること。

（モニタリング）

第十七条　研究責任医師は、研究計画書ごとにモニタリングに関する一の手順書を作成し、当該手順書及び研究計画書に定めるところにより、モニタリングを実施させなければならない。

2　研究責任医師は、モニタリングの対象となる臨床研究に従事する者に、当該者が直接担当する業務のモニタリングを行わせてはならない。

3　モニタリングに従事する者は、当該モニタリングの結果を研究責任医師に報告しなければならない。

4　前項の報告を受けた研究責任医師は、臨床研究を多施設共同研究として実施する場合は、必要に応じ、当該報告の内容を研究代表医師に通知しなければならない。この場合において、当該研究代表医師は、当該通知の内容を他の研究責任医師に情報提供しなければならない。

施行通知2．(17) 規則第17条関係

① モニタリングを実施する場合にあっては、次に掲げる事項について留意すること。
　（ア）臨床研究の対象者の人権の保護、安全の確保が図られていること。
　（イ）臨床研究が最新の実施計画、研究計画書及び本規則を遵守して実施されていること。
　（ウ）臨床研究の実施について臨床研究の対象者から文書により同意を得ていること。
　（エ）記録等が正確であることについて原資料等に照らして検証すること。
② 手順書においては、当該研究のリスクに応じて重点的に確認する事項を定めるなど、当該研究におけるモニタリングの方法や関係者の責務についてあらかじめ計画を立て、計画されたモニタリングが適切に行われるよう具体的な手順を定めること。
　なお、手順書の作成については、「厚生労働省の所管する法令の規定に基づく民間事業者等が行う書面の保存等における情報通信の技術の利用に関する省令」に基づく電磁的記録の作成を行うことができる。また、手順書に記載すべき内容を研究計画書に記載する場合は、当該研究計画書の記載をもって手順書とみなすことができる。
③ モニタリングを担当する者は、規則、実施計画及び研究計画書、説明同意文書、手順書を熟知していること。
④ モニタリングの結果は、疾病等、不適合等の重要な発見事項又は事実関係等の内容を要約した報告書によって取りまとめること。
⑤ 対象者への研究実施が適切に実施されているかダブルチェックが働くよう担保できれば、同じ臨床研究に従事する他の研究分担医師がモニタリングを行っても差し支えない。

（監査）
第十八条　研究責任医師は、必要に応じて、研究計画書ごとに監査に関する一の手順書を作成し、当該手順書及び研究計画書に定めるところにより、監査を実施させなければならない。
2　研究責任医師は、監査の対象となる臨床研究に従事する者及びそのモニタリングに従事する者に、監査を行わせてはならない。
3　監査に従事する者は、当該監査の結果を研究責任医師に報告しなければならない。
4　前条第四項の規定は、臨床研究を多施設共同研究として実施する場合において、前項の報告を受けた研究責任医師について準用する。

施行通知２．（18）規則第18条関係
① 手順書においては、臨床研究の品質保証のために、通常のモニタリングな

どの品質管理業務とは独立・分離して評価を行い、原資料を直接閲覧することにより臨床研究が適切に実施されていること及び記録の信頼性が十分に保たれていることを確認するため、当該研究における監査の必要性、実施する場合の担当者や適切な実施時期を計画し、計画された監査が適切に行われるよう具体的な手順を定めること。

なお、、手順書の作成については、「厚生労働省の所管する法令の規定に基づく民間事業者等が行う書面の保存等における情報通信の技術の利用に関する省令」に基づく電磁的記録の作成を行うことができる。また、手順書に記載すべき内容を研究計画書に記載する場合は、当該研究計画書の記載をもって手順書とみなすことができる。

② 「必要に応じて」は、当該臨床研究の対象者数、対象者への不利益の程度、モニタリング等で見出された問題点、利益相反管理計画を考慮して検討する旨である。

③ 研究責任医師は、監査担当者から監査の結果報告を受けること。

（モニタリング及び監査に従事する者に対する指導等）

第十九条 研究責任医師は、モニタリングに従事する者及び監査に従事する者が行うモニタリング及び監査に関し、必要な指導及び管理を行わなければならない。

施行通知２．（19）規則第 19 条関係

「必要な指導及び管理」とは、自施設において、モニタリング及び監査の実施が計画のとおりに適切に履行されていることを確認することをいう。

（臨床研究の対象者に対する補償）

第二十条 研究責任医師は、臨床研究を実施するに当たっては、あらかじめ、当該臨床研究の実施に伴い生じた健康被害の補償及び医療の提供のために、保険への加入、医療を提供する体制の確保その他の必要な措置を講じておかなければならない。

施行通知２．（20）規則第 20 条関係

① 研究責任医師は、臨床研究を実施するに当たっては、あらかじめ、当該臨床研究の実施に伴い生じた健康被害の補償のために、原則として適切な保険に加入すること。また、保険に加入した場合であっても、当該臨床研究の実施に伴い生じた健康被害に対する医療の提供については、適切な措置を講じること。

② 研究責任医師は、当該臨床研究の実施に伴い生じた健康被害に対する医療の提供のみを行い、補償を行わない場合には、実施計画、研究計画書及び説

明同意文書にその旨記載し、その理由について認定臨床研究審査委員会の承認を得なければならないこと。

③　特定臨床研究以外の臨床研究においても、原則保険の加入に努めること。

（利益相反管理計画の作成等）

第二十一条　研究責任医師は、次に掲げる関与についての適切な取扱いの基準（以下「利益相反管理基準」という。）を定めなければならない。

一　当該研究責任医師が実施する臨床研究に対する医薬品等製造販売業者等（医薬品等製造販売業者又はその特殊関係者をいう。以下同じ。）による研究資金等の提供その他の関与

二　当該研究責任医師が実施する臨床研究に従事する者（当該研究責任医師、研究分担医師及び統計的な解析を行うことに責任を有する者に限る。）及び研究計画書に記載されている者であって、当該臨床研究を実施することによって利益を得ることが明白な者に対する当該臨床研究に用いる医薬品等の製造販売をし、若しくはしようとする医薬品等製造販売業者又はその特殊関係者による寄附金、原稿執筆及び講演その他の業務に対する報酬の提供その他の関与

2　実施医療機関の管理者又は所属機関の長は、前項の関与が確認された場合には、利益相反管理基準の確認及び当該利益相反管理基準に基づく前項の関与の事実関係についての確認を行い、当該確認の結果（助言、勧告その他の措置が必要な場合にあっては、当該措置の内容を含む。）を記載した報告書を研究責任医師に提出しなければならない。

3　研究責任医師は、前項に規定する報告書の内容も踏まえ、第一項の関与についての適切な取扱いの方法を具体的に定めた計画（前項の報告書に助言、勧告その他の措置が記載されている場合にあっては、その内容を含む。以下「利益相反管理計画」という。）を作成しなければならない。

4　特定臨床研究を実施する研究責任医師は、利益相反管理基準及び利益相反管理計画について、認定臨床研究審査委員会の意見を聴かなければならない。

5　研究責任医師は、第一項の関与について、利益相反管理基準及び利益相反管理計画に基づき、適切な管理を行わなければならない。

6　第一項及び第四項の規定は、臨床研究を多施設共同研究として実施する場合について準用する。この場合において、第一項及び第四項中「研究責任医師は」とあるのは「研究代表医師は」と、第一項中「当該研究責任医師、」とあるのは「当該研究代表医師、他の研究責任医師、」と読み替えるものとする。

7　研究代表医師は、第一項（前項の規定により読み替えて準用する場合を含む。）の規定により利益相反管理基準を定めたときは、これを他の研究責任医師に通知しなければならない。

→平成 30 年 3 月 2 日医政研発 0302 第 1 号「臨床研究法における臨床研究の利益相反管理に

ついて」

（認定臨床研究審査委員会の意見への対応）

第二十二条　研究責任医師は、認定臨床研究審査委員会から意見を述べられた場合には、速やかに、その意見の内容について、実施医療機関の管理者に対し報告を行わなければならない。

2　前項の規定は、臨床研究を多施設共同研究として実施する場合について準用する。この場合において、前項中「研究責任医師」とあるのは「研究代表医師」と、「報告を行わなければ」とあるのは「報告を行うとともに、これを他の研究責任医師に対し情報提供しなければ」と読み替えるものとする。

3　前項の規定により読み替えて準用する第一項の規定により研究代表医師から情報提供を受けた他の研究責任医師は、速やかに当該情報提供の内容を実施医療機関の管理者に報告しなければならない。

4　第一項（第二項の規定により読み替えて準用する場合を含む。）の場合において、研究責任医師は、当該意見を尊重して必要な措置をとらなければならない。

施行通知2.（22）規則第22条第1項関係

　　規則第22条第1項の規定による実施医療機関の管理者に対する報告には、認定臨床研究審査委員会から述べられた意見に基づき具体的な対応が必要な場合にあっては、当該対応の内容を含むこと。

（苦情及び問合せへの対応）

第二十三条　研究責任医師は、臨床研究に関する苦情及び問合せに適切かつ迅速に対応するため、苦情及び問合せを受け付けるための窓口の設置、苦情及び問合せのための対応の手順の策定その他の必要な体制を整備しなければならない。

施行通知2.（23）規則第23条関係

　①　窓口の設置とは、必ずしも特定臨床研究の相談窓口として担当部署や場所を設ける必要はなく、臨床研究の対象者が問い合わせできる連絡先を明示し、対応可能な体制を整えることで差し支えない。

　②　窓口については必ずしも臨床研究ごとに設ける必要はなく、実施医療機関で一つ定めることとしても差し支えない。ただし、その場合にあっては、臨床研究に関する具体的な対応ができる者との連絡体制があること。

　③　苦情や告発の場合は、実施医療機関の連絡体制に準じ、実施医療機関の管理者に報告できる体制を整備しておくこと。

（情報の公表等）

第二十四条　研究責任医師は、臨床研究を実施する場合には、あらかじめ、臨床

研究を実施するに当たり世界保健機関が公表を求める事項その他の臨床研究の過程の透明性の確保及び国民の臨床研究への参加の選択に資する事項を厚生労働省が整備するデータベースに記録することにより、当該事項を公表しなければならない。これを変更したときも同様とする。

2　研究責任医師は、第十四条第四号に掲げる臨床研究の内容に関する事項として記載した主たる評価項目に係るデータの収集を行うための期間が終了したときは原則としてその日から一年以内に主要評価項目報告書（研究計画書につき当該収集の結果等を取りまとめた一の概要をいう。以下同じ。）を、同号に掲げる臨床研究の内容に関する事項として記載した全ての評価項目に係るデータの収集を行うための期間が終了したときは原則としてその日から一年以内に研究計画書につき一の総括報告書（臨床研究の結果等を取りまとめた文書をいう。以下同じ。）及びその概要を、それぞれ作成しなければならない。

3　特定臨床研究を実施する研究責任医師は、前項の規定により主要評価項目報告書の作成を行う場合は、実施計画の変更をしなければならない。

4　研究責任医師は、第二項の規定により主要評価項目報告書又は総括報告書及びその概要を作成したときは、遅滞なく、実施医療機関の管理者に提出するとともに、第一項の規定により、主要評価項目報告書又は総括報告書の概要を公表しなければならない。

5　特定臨床研究を実施する研究責任医師は、前項の規定による提出をしようとするときは、あらかじめ認定臨床研究審査委員会の意見を聴くとともに、当該認定臨床研究審査委員会が意見を述べた日から起算して一月以内に第一項の規定による公表をしなければならない。この場合において、当該研究責任医師は、前項の規定により、総括報告書の概要を提出したときは、速やかに、当該総括報告書の概要に次に掲げる書類を添えて厚生労働大臣に提出しなければならない。

一　研究計画書

二　統計解析計画書（統計的な解析を行うための計画書をいう。以下同じ。）を作成した場合にあっては、当該統計解析計画書

6　特定臨床研究を実施する研究責任医師は、法第五条第一項若しくは第六条第一項の規定による提出をした場合、同条第三項の規定による届出をした場合又は前項の規定による総括報告書の概要の厚生労働大臣への提出をした場合にあっては、第一項の公表を行ったものとみなす。

7　第一項及び第三項から前項までの規定は、臨床研究を多施設共同研究として実施する場合について準用する。この場合において、これらの規定中「研究責任医師」とあるのは「研究代表医師」と、第三項中「前項の規定により」とあるのは「前項の規定により研究責任医師が」と、第四項中「第二項の規定により」とあるのは「第二項の規定により研究責任医師が」と、前三項中「第一項」

とあるのは「第七項において準用する第一項」と、前二項中「前項」とあるのは「第七項において準用する前項」と読み替えるものとする。

8 臨床研究（特定臨床研究を除く。）を実施する研究代表医師は、前項の規定により読み替えて準用する第一項の規定により、主要評価項目報告書又は総括報告書の概要を公表したときは、速やかに、実施医療機関の管理者に報告するとともに、その旨を他の研究責任医師に情報提供しなければならない。この場合において、当該他の研究責任医師は、速やかに、当該情報提供の内容を実施医療機関の管理者に報告しなければならない。

9 特定臨床研究を実施する研究代表医師は、第七項の規定により読み替えて準用する第五項の規定による提出をしたときは、速やかに、実施医療機関の管理者に報告するとともに、その旨を他の研究責任医師に情報提供しなければならない。この場合において、当該他の研究責任医師は、速やかに、当該情報提供の内容を実施医療機関の管理者に報告しなければならない。

　　　→施行規則 94

施行通知２．（24）規則第 24 条第 1 項関係

① 規則第 24 条第 1 項の公表を行った日を当該臨床研究を開始した日とし、総括報告書の概要を jRCT に記録することにより公表した日を当該臨床研究が終了した日とする。

② 特定臨床研究以外の臨床研究を実施する場合においても、jRCT に記録することにより、規則 24 条第 1 項に規定する事項を公表すること。

③ 法施行後に開始される臨床研究については、jRCT 以外の国内の他の臨床研究登録機関のデータベースに重複して登録しないこと。人を対象とする生命科学・医学系研究に関する倫理指針（令和 3 年文部科学省・厚生労働省・経済産業省告示第 1 号）等に基づき、既に他の臨床研究登録機関のデータベースに登録している場合にあっては、情報の突合を容易にする観点から、jRCT に他の臨床研究登録機関の名称と当該機関発行の研究番号を記載すること。

④ 本邦以外の国と多施設共同研究を行う場合等であって、当該国の法令等において、当該国の臨床研究登録機関のデータベースへの登録が義務づけられている場合において、当該データベースに登録することは差し支えない。

⑤ 臨床研究を実施するに当たり世界保健機関が公表を求める事項については、日本語と英語の両言語表記で公表すること。

⑥ 世界保健機関が公表を求める事項のうち、実施計画に記載されている事項以外の事項は、総括報告書の概要の提出時に、jRCT に記録することにより、当該事項を公表すること。

施行通知２．（25）規則第 24 条第 2 項関係

① 「評価項目に係るデータの収集を行うための期間が終了したとき」とは、

一の研究計画書に基づき臨床研究を実施する国内外の全ての実施医療機関において、当該期間を終了したときをいう。

② 主要評価項目報告書については、臨床研究の主要評価項目に関する結果について簡潔に記載すること。

③ 総括報告書には少なくとも以下の事項を含めること。

（ア）臨床研究の対象者の背景情報（年齢、性別等）

（イ）臨床研究のデザインに応じた進行状況に関する情報（対象者数の推移等）

（ウ）疾病等の発生状況のまとめ

（エ）主要評価項目及び副次評価項目のデータ解析及び結果

④ 主要評価項目報告書並びに総括報告書及びその概要の作成については、「厚生労働省の所管する法令の規定に基づく民間事業者等が行う書面の保存等における情報通信の技術の利用に関する省令」に基づく電磁的記録の作成を行うことができること。

施行通知２．（26）規則第24条第3項関係

① 主要評価項目報告書の作成及び提出は実施計画に基づく研究の実施中に行うこととし、実施計画の変更手続に従って対応すること。

②主要評価項目報告書及び総括報告書を作成しなければならない時期が同時期の場合は、総括報告書の作成により主要評価項目報告書の作成をしたものとみなす。

施行通知２．（27）規則第24条第4項関係

① 主要評価項目報告書又は総括報告書の概要の公表については、当該研究成果を論文等で公表する場合においては、認定臨床研究審査委員会に論文投稿中の旨を報告した上で、当該論文等の公表後としても差し支えない。この場合であっても厚生労働大臣への届出・報告は期限内に行い、届出・報告時に公表時期について申し出ること。ただし、研究論文等が公表された場合は、直ちに主要評価項目報告書又は総括報告書の概要を公表することとし、総括報告書の概要の公表にあたっては、厚生労働大臣への届出の際に未記入で提出した項目（「結果に関する最初の出版物での発表日」及び「結果と出版物に関するURL」）についてjRCTに記録した上で公表すること。

② 総括報告書の概要は、jRCTにおける研究結果の概要を登録したものでも差し支えない。

③ 「結果に関する最初の出版物での発表日」及び「結果と出版物に関するURL（複数可）」について、終了届書の提出時点では記入できない場合は空欄で提出し、総括報告書の概要を公表可能になった際に、jRCTに記録することにより、公表すること。

施行通知２．（28）規則第24条第5項関係

厚生労働大臣への総括報告書の概要の提出は、別紙様式第 1 による届書を提出して行うものとすること。その際、以下の点に留意すること。

① 　規則第 24 条第 5 項第 1 号の研究計画書は、当該臨床研究の実施期間中に改訂があった場合には、最終の改訂版とすることとし、最終の説明文書を含むこと。

② 　規則第 24 条第 5 項第 2 号の統計解析計画書の作成については、「厚生労働省の所管する法令の規定に基づく民間事業者等が行う書面の保存等における情報通信の技術の利用に関する省令」に基づく電磁的記録の作成を行うことができること。

③ 　規則第 24 条第 5 項各号の書類についても、公表対象となるが、研究計画書について、個人情報保護や知的所有権の保護の観点から公表を留保する必要のある部分については、当該部分の内容が分からないように墨塗り、被覆等を行った上で公表することとして差し支えない。

施行通知 2 . （29）規則第 24 条第 6 項関係

提出された実施計画は、地方厚生局において、記載不備を確認した上で、速やかに公表されること。

（臨床研究に用いる医薬品等の品質の確保等）

第二十五条 　研究責任医師は、臨床研究の内容に応じ、当該臨床研究に用いる医薬品等の品質の確保のために必要な措置を講じた上で製造された医薬品等を用いて臨床研究を実施しなければならない。

2 　研究責任医師は、法第二条第二項第二号イ、ハ又はホに規定する医薬品等を用いる臨床研究を実施する場合その他臨床研究の内容に応じて必要と判断される場合にあっては、臨床研究に用いる医薬品等に関する次に掲げる記録を作成し、又は入手しなければならない。

一 　臨床研究に用いる医薬品等の製造年月日、製造番号又は製造記号その他の当該医薬品等の製造に関する記録

二 　臨床研究に用いる医薬品等を入手した場合には、その数量及び年月日の記録

三 　臨床研究に用いる医薬品等の処分の記録

施行通知 2 . （30）規則第 25 条第 1 項関係

臨床研究に用いる医薬品等に必要な品質の確保については、以下の事項を満たしていること。なお、追って発出する通知を参照すること。〔編注：通知＝平成 30 年 3 月 2 日医政研発 0302 第 5 号「臨床研究に用いる医薬品等の品質の確保のために必要な措置について」〕

① 　国内において製造販売承認等を取得している医薬品等については、承認事

項に基づく適切な保管等の管理を行った上で用いること。また、製造販売業者等から回収・品質不良等に係る情報を入手した場合には、適切な検討を行った上で、必要な措置を講じること。

　　なお、これらの医薬品等について、粉砕等の加工を施して用いる場合、研究の段階及び医薬品等の加工の程度を踏まえ、安全性、有効性の観点から十分な科学的な検討を行い、品質の確保に必要な措置を講じること。

②　研究者自身が製造する場合を含め、国内において製造販売承認等を取得していない医薬品等については、製造や品質の管理について適切な検討を行った上で、必要な措置を講じること。

　　なお、これらの医薬品等のうち、海外において承認等を取得しているものを用いる場合、海外の承認等に基づく適切な保管等の管理を行った上で用いること。また、海外当局及び海外事業者等からの情報収集に努め、回収・品質不良等に係る情報を入手した場合には、適切な検討を行った上で、必要な措置を講じること。

施行通知２．（31）規則第25条第２項関係

　　臨床研究に用いる医薬品等の製造に関する記録については以下のとおりとする。なお、追って発出する通知を参照すること。〔編注：通知＝平成30年３月２日医政研発 0302 第 5 号「臨床研究に用いる医薬品等の品質の確保のために必要な措置について」〕

①　（30）①のうち、なお書きに該当するものについては、その加工等に係る方法を記録すること。

②　（30）②に該当するものについては、製造番号又は製造記録を記録すること。また、許認可を得た実績のない医薬品等を研究者自身が新たに製造する場合は、製造等に係る全てを記録すること。

（臨床研究を行う際の環境への配慮）

第二十六条　研究責任医師は、環境に影響を及ぼすおそれのある臨床研究を実施する場合には、環境へ悪影響を及ぼさないよう必要な配慮をしなければならない。

施行通知２．（32）規則第26条関係

　　「環境に影響を及ぼすおそれのある臨床研究」とは、例えば、遺伝子組換えを行う遺伝子治療を伴う臨床研究など、遺伝子組換え生物等の使用等の規制による生物の多様性の確保に関する法律（平成15年法律第97号）に基づき拡散防止措置を行うべきものを含む。

（個人情報の取扱い）

第二十七条 臨床研究に従事する者及び実施医療機関の管理者は、個人情報を取り扱うに当たっては、個人情報の保護に関する法律（平成十五年法律第五十七号）の規定によるほか、同法における個人に関する情報の保護の措置に準じて、個人情報の漏えい、滅失又は毀損の防止その他の個人情報の適切な管理のために必要な措置を講じなければならない。

2　臨床研究に従事する者及び実施医療機関の管理者は、個人情報を取り扱うに当たっては、前項の規定にかかわらず、第三項及び第四項並びに次条から第三十八条までの規定の定めるところによる。

3　臨床研究に従事する者は、原則として、あらかじめ、本人（個人情報によって識別される特定の個人をいう。以下同じ。）又はその配偶者、親権を行う者、後見人その他これらに準ずる者（以下「本人等」という。）から同意を受けている範囲又は次条の規定により通知し、若しくは公表している範囲を超えて、臨床研究の実施に伴い取得した個人情報を取り扱ってはならない。

4　研究責任医師は、個人情報の利用（臨床研究を多施設共同研究として実施する場合における他の研究責任医師又は外国（個人情報の保護に関する法律第二十八条第一項に規定する外国をいう。第三十七条において同じ。）にある者への提供を含む。次条及び第六十二条第一項において同じ。）の目的（次条第一号イにおいて「利用目的」という。）の達成に必要な範囲内において、個人情報を正確かつ最新の内容に保たなければならない。

施行通知２．（33）規則第 27 条関係

　「臨床研究に従事する者」には研究責任医師を含み、臨床研究に従事する者及び実施医療機関の管理者は個人情報保護法における個人情報取扱事業者又は行政機関等に該当することから、規則第 27 条第 1 項を踏まえ、同法における個人情報の保護の措置に準じて、個人情報（死亡した個人に関する情報、及び他の情報と容易ではないものの照合することができ、それにより特定の個人を識別することができることとなるものを含む。）の漏えい、滅失又は毀損の防止その他の個人情報の適切な管理のために必要な措置を講じること。

　ただし、規則第 27 条第 3 項及び第 4 項並びに第 28 条から第 38 条までの規定については、個人情報保護法の手続に上乗せ又は特例となるものであり、第 27 条第 2 項を踏まえ、これらの規定に基づく所要の措置を講じること。

　（本人等の同意）

第二十八条 研究責任医師は、個人情報を利用して臨床研究を実施する場合においては、次に掲げる場合を除き、本人等の同意を得なければならない。

　一　既存試料等（研究計画書が作成されるまでの間に存在する試料等（人体から取得された試料及び臨床研究に用いる情報をいう。以下同じ。）又は当該

研究計画書が作成された後に当該臨床研究の目的以外の目的で取得された試料等であって、当該臨床研究に利用するものをいう。以下同じ。）の取得時に別の研究における利用についての同意が得られており、当該臨床研究の実施について、次に掲げる事項を既存試料等が臨床研究に利用される者又はその配偶者、親権を行う者、後見人その他これらに準ずる者（以下「既存試料等が臨床研究に利用される者等」という。）に通知し、又は公表しており、かつ、その同意が当該臨床研究の目的と相当の関連性があると合理的に認められる場合

　イ　当該臨床研究における既存試料等の利用目的及び利用方法（当該臨床研究を多施設共同研究として実施する場合において、他の研究責任医師へ提供される場合はその方法を含む。）

　ロ　当該臨床研究に利用する既存試料等の項目

　ハ　当該臨床研究に利用する既存試料等を利用する者の範囲

　ニ　当該臨床研究に利用する既存試料等の管理について責任を有する者の氏名又は名称

　二　当該臨床研究の実施について、次に掲げる事項を既存試料等が臨床研究に利用される者等に通知し、又は公表している場合であって、当該既存試料等が臨床研究に利用される者が当該臨床研究に参加することについて、原則として、既存試料等が臨床研究に利用される者等が拒否できる機会を保障している場合（前号に該当する場合を除く。）

　イ　前号イからニまでに掲げる事項

　ロ　既存試料等が臨床研究に利用される者等の求めに応じて、既存試料等が臨床研究に利用される者が識別される既存試料等の利用又は他の研究責任医師への提供を停止すること

　ハ　ロの既存試料等が臨床研究に利用される者等の求めを受け付ける方法

第二十九条　削除

第三十条　削除

第三十一条　削除

第三十二条　削除

第三十三条　削除

第三十四条　削除

第三十五条　削除

（試料等に係る個人情報の保護に関する措置）
第三十六条　臨床研究を多施設共同研究として実施する研究責任医師は、他の研究責任医師に対し試料等を提供する場合にあっては、個人情報の保護の観点から、個人情報の全部又は一部を削除（当該個人情報の全部又は一部を特定の個人と関わりのない情報に置き換えることを含む。）するための措置をとるよう努めなければならない。

（記録の作成）
第三十七条　研究責任医師は、外国にある者と共同して臨床研究を実施する場合であって、外国にある者に個人情報を含む試料等を提供するとき（他の法令の規定により当該外国にある者に当該試料等を提供する場合を除く。）は、次に掲げる事項に関する記録を作成しなければならない。
　一　当該個人情報を含む試料等を提供した年月日
　二　当該外国にある者の名称及び所在地
　三　法第九条に規定する同意を得ている旨又は前条に規定する手続を行っている旨
　四　当該個人情報によって識別される本人の氏名その他の当該本人を特定するに足りる事項
　五　当該外国にある者に提供した個人情報の項目
2　外国にある者から個人情報を含む試料等の提供を受ける場合（他の法令の規定により外国にある者から試料等の提供を受ける場合を除く。）には、研究責任医師は、次に掲げる事項の確認を行い、当該確認に係る事項に関する記録を作成しなければならない。
　一　当該個人情報を含む試料等の提供を受けた年月日
　二　当該試料等の提供を行った外国にある者の名称及び所在地
　三　当該試料等が適切に取得されたことを記載した書類
　四　当該外国にある者から提供を受けた個人情報の項目

（個人情報の保護に関する実施医療機関の管理者の協力）
第三十八条　実施医療機関の管理者は、研究責任医師が法第十条に規定する義務及び第二十七条から前条までに規定する義務を履行するために必要な協力をしなければならない。

（実施計画の提出）

第三十九条 法第五条第一項の規定による提出は、特定臨床研究を開始する前に様式第一による計画を提出して行うものとする。

2　前項の提出を行ったときは、速やかにその旨を当該実施計画に記載された認定臨床研究審査委員会に通知しなければならない。

3　第一項の規定による計画の提出及び前項の規定による通知は、特定臨床研究を多施設共同研究として実施する場合にあっては、研究代表医師が行うものとする。この場合において、当該研究代表医師は、第一項の規定による計画の提出をしたときは、速やかに、実施医療機関の管理者に報告するとともに、その旨を他の研究責任医師に情報提供しなければならない。

4　前項の規定により研究代表医師から情報提供を受けた他の研究責任医師は、速やかに、当該情報提供の内容を実施医療機関の管理者に報告しなければならない。

5　法第五条第一項第九号の厚生労働省令で定める事項は、次に掲げる事項とする。

　　一　特定臨床研究についての研究資金等の提供及び特定臨床研究に用いる医薬品等の製造販売をし、若しくはしようとする医薬品等製造販売業者又はその特殊関係者の関与に関する事項（法第五条第一項第七号に規定する事項を除く。）

　　二　審査意見業務を行う認定臨床研究審査委員会の認定番号及び当該実施計画の審査に関する事項

　　三　法第九条の規定による説明及び同意に関する事項

　　四　前各号に掲げるもののほか、特定臨床研究を実施するに当たって留意すべき事項

6　研究責任医師は、実施計画と研究計画書との整合性を確保しなければならない。

　　　　→施行規則94

施行通知2．（34）規則第39第1項関係

　①　実施計画は、臨床研究の詳細な内容や手順等が記載されている研究計画書の要点及び管理に必要な情報が記載されたものであり、実施計画の内容は、研究目標や内容、医薬品概要、実施体制、構造設備、モニタリングや監査、補償、企業の関与、説明同意文書等を含むこと。なお、実施計画の作成については、「厚生労働省の所管する法令の規定に基づく民間事業者等が行う書面の保存等における情報通信の技術の利用に関する省令」に基づく電磁的記録の作成を行うことができること。

　②　認定臨床研究審査委員会で実施の適否を審議し、承認された内容で実施計画を提出すること。

③　実施計画の提出先は、実施計画の審査を行った認定臨床研究審査委員会の所在地を管轄する地方厚生局とする。

施行通知２．(36) 規則第39条第5項第4号関係

①　先進医療及び患者申出療養を本法の臨床研究として実施する場合は、本法の規定に加えて、先進医療及び患者申出療養に関する各規定に基づき実施すること。

②　遺伝子治療等の臨床研究は、本法の規定に加えて、遺伝子治療等臨床研究に関する指針（平成16年文部科学省・厚生労働省告示第2号)に基づき実施すること。

（実施計画を厚生労働大臣に提出する場合の手続）

第四十条　研究責任医師は、法第五条第三項（法第六条第二項の規定により準用する場合を含む。）の規定により認定臨床研究審査委員会の意見を聴こうとするときは、次に掲げる書類を当該認定臨床研究審査委員会に提出しなければならない。ただし、既に認定臨床研究審査委員会に提出されている当該書類に変更がないときは、その提出を省略することができる。

一　実施計画

二　研究計画書

三　医薬品等の概要を記載した書類

四　第十三条第一項の規定により作成した手順書

五　第十七条第一項の規定により作成した手順書及び第十八条第一項の規定により手順書を作成した場合にあっては、当該手順書

六　利益相反管理基準及び利益相反管理計画

七　研究責任医師及び研究分担医師の氏名を記載した文書

八　統計解析計画書を作成した場合にあっては、当該統計解析計画書

九　その他認定臨床研究審査委員会が求める書類

2　研究責任医師は、認定臨床研究審査委員会の意見を聴いた後に、前項各号に規定する書類その他実施医療機関の管理者が求める書類を提出して、当該実施医療機関における当該特定臨床研究の実施の可否について、当該管理者の承認を受けなければならない。

3　前二項の規定は、特定臨床研究を多施設共同研究として実施する場合について準用する。この場合において、第一項中「研究責任医師は」とあるのは「研究代表医師は」と、前項中「研究責任医師」とあるのは「研究代表医師及び研究責任医師」と読み替えるものとする。

施行通知２．(38) 規則第40条第2項関係

実施医療機関の管理者は、倫理的及び科学的観点から研究内容の妥当性を判

断するのではなく、当該臨床研究を適切に実施する実施体制を備えているか等の観点から承認を検討することとし、承認後は、当該臨床研究に従事する者について把握、管理すること。

（実施計画の変更の提出）
第四十一条　法第六条第一項の規定による変更は、あらかじめ、変更後の実施計画及び様式第二による届書を提出して行うものとする。
　　　　→施行規則94

施行通知2．（39）規則第41条関係
　①　研究計画書、利益相反管理基準又は利益相反管理計画を変更する場合においては、実施計画の変更の可能性があることから、認定臨床研究審査委員会の意見を聴くこと。その結果、実施計画の変更がない場合は厚生労働大臣への届出は不要とすること。
　②　多施設共同研究の継続中に、一の実施医療機関において研究を継続しなくなった場合は、当該実施医療機関における対象者に対する観察期間が終了した後に、研究代表医師が実施計画の変更を提出すること。

（実施計画の軽微な変更の範囲）
第四十二条　法第六条第一項に定める厚生労働省令で定める軽微な変更は、次に掲げるものとする。
　一　特定臨床研究に従事する者の氏名、連絡先又は所属する機関の名称の変更であって、当該者又は当該者の所属する機関の変更を伴わないもの
　二　地域の名称の変更又は地番の変更に伴う変更
　三　苦情及び問合せを受け付けるための窓口の変更
　四　研究責任医師又は研究代表医師の所属する実施医療機関の管理者の氏名の変更
　五　特定臨床研究の実施の可否についての管理者の承認に伴う変更
　六　特定臨床研究の実施状況の確認に関する事項の変更であって、当該特定臨床研究の結果及び監査の実施の変更を伴わないもの
　七　審査意見業務を行う認定臨床研究審査委員会の名称又は連絡先の変更であって、当該認定臨床研究審査委員会の変更を伴わないもの
　八　前各号に掲げる変更のほか、特定臨床研究の実施の適否及び実施に当たって留意すべき事項に影響を与えないもの

施行通知2．（40）規則第42条関係
　　次の表の上欄に掲げる規則第42条各号で規定する軽微な変更の範囲については、それぞれ同表の下欄に掲げる実施計画上の項目の変更に対応すること。

　なお、「地域の名称の変更又は地番の変更に伴う変更」とは、所在地は変わらず、所在地の地域の名称の変更又は地番の変更に伴うものをいうものであること。

軽微な変更（規則第42条の号番号）	変更内容が軽微な変更に該当する実施計画上の項目（実施計画上の記載欄の大項目・中項目）
特定臨床研究に従事する者の氏名、連絡先又は所属する機関の名称の変更（※1）（1号）	・研究責任医師（多施設共同研究の場合は、研究代表医師）の連絡先（1（2）・（4））（※1） ・統計解析担当機関（1（3））（※1） ・統計解析担当責任者（1（3））（※1） ・研究代表医師・研究責任医師以外の研究を総括する者（1（3））（※1）
苦情及び問い合わせを受け付けるための窓口の変更（3号）	・研究に関する問い合わせ先（1（2））
研究責任医師等の所属する実施医療機関の管理者の氏名の変更（4号）	・研究責任医師（多施設共同研究の場合は、研究代表医師）の所属する実施医療機関の管理者の氏名（1（2）・（4））
特定臨床研究の実施の可否についての管理者の承認に伴う変更（5号）	・当該特定臨床研究に対する管理者の許可の有無（1（2）・（4））
特定臨床研究の実施状況の確認に関する事項の変更（研究の結果及び監査の実施の変更を伴わないものに限る。）（6号）	・症例登録開始予定日（3（2）） ・第1症例登録日（3（2）） ・進捗状況（3（2）
審査意見業務を行う認定臨床研究審査の名称又は連絡先の形式変更（※2）（7号）	・当該特定臨床研究について審査意見業務を行う認定臨床研究審査委員会の名称（6）（※2） ・住所（6）（※2） ・電話番号（6）（※2） ・電子メールアドレス（6）（※2）

特定臨床研究の実施の適否及び実施に当たって留意すべき事項に影響を与えないものとして「再生医療等の安全性の確保等に関する法律施行規則及び臨床研究法施行規則の一部を改正する省令の施行について」（医政発 0331 第 23 号厚生労働省医政局長通知）に定めるもの（8号）	・他の臨床研究登録機関発行の研究番号（7（2）） ・他の臨床研究登録機関の名称（7（2）） ・その他（7（4）

（※1）当該者又は当該者の所属する機関の変更を伴わないものに限る。

（※2）当該認定臨床研究審査委員会の変更を伴わないものに限る。

施行通知2.（41）規則第42条第6号関係

「特定臨床研究の実施状況の確認に関する事項の変更であって、当該特定臨床研究の結果及び監査の実施の変更を伴わないもの」には、実施計画における「特定臨床研究の進捗状況」の欄中「進捗状況」に係る変更が含まれるところ、同項目については、国民の臨床研究への参加の選択に資する観点から、進捗に応じて以下（ア）から（エ）の状況について記載すること。また、（オ）の研究終了については、規則第24条第4項の規定によりその状況を公表すること。

（ア）募集前（Pending）：どの実施医療機関でもまだ募集をしていない

（イ）募集中（Recruiting）：現在臨床研究の対象者の募集をしている

（ウ）募集中断（Suspended）：募集が一時的に中断されている

（エ）募集終了（Not recruiting）：臨床研究は実施中であるが募集が終了している

（オ）研究終了（Complete）

（実施計画の軽微な変更の届出）

第四十三条 法第六条第三項の規定による届出は、様式第三による届書を提出して行うものとする。

→施行規則94

（認定臨床研究審査委員会の変更禁止）

第四十四条 研究責任医師は、法第五条第一項の規定により、実施計画を厚生労働大臣に提出した後は、認定臨床研究審査委員会が廃止された場合その他のやむを得ない事情がある場合を除き、実施計画に記載されている認定臨床研究審査委員会を変更してはならない。

（特定臨床研究の中止の届出）

第四十五条 法第八条の規定による届出は、様式第四による届書を提出して行う

ものとする。

→施行規則94

施行通知2.（42）規則第45条関係

① 臨床研究を中止する場合は、当該臨床研究の対象者に適切な措置を講じること。なお、必要に応じて対象者の措置に伴う研究終了時期やその方法について、認定臨床研究審査委員会の意見を聴くこと。また、中止届を提出した場合であっても、臨床研究が終了するまでの間においては、疾病等報告、定期報告等を行うこと。

② 中止後の臨床研究の終了の時期は、対象者の措置を終え、研究が終了するときをいう。

③ 臨床研究を中止した場合であって、中止届を提出し対象者の措置を終えた場合においては、中止した日又は全ての評価項目に係るデータの収集を行うための期間が終了した日のいずれか遅い日から原則一年以内に研究計画書につき一の総括報告書を提出すること。

④ 中止届には、観察を要する対象者の有無を記載すること。

⑤ 中止届の提出をした場合であっても、その後臨床研究が終了するまでの間において、実施計画における「特定臨床研究の進捗状況」の欄中「進捗状況」に係る変更を行う場合には、実施計画の軽微な変更の届出を行うこと。

（特定臨床研究の対象者等に対する説明及び同意事項）

第四十六条 法第九条の厚生労働省令で定める事項は、次に掲げるものとする。

一 実施する特定臨床研究の名称、当該特定臨床研究の実施について実施医療機関の管理者の承認を受けている旨及び厚生労働大臣に実施計画を提出している旨

二 実施医療機関の名称並びに研究責任医師の氏名及び職名（特定臨床研究を多施設共同研究として実施する場合にあっては、研究代表医師の氏名及び職名並びに他の実施医療機関の名称並びに当該実施医療機関の研究責任医師の氏名及び職名を含む。）

三 特定臨床研究の対象者として選定された理由

四 特定臨床研究の実施により予期される利益及び不利益

五 特定臨床研究への参加を拒否することは任意である旨

六 同意の撤回に関する事項

七 特定臨床研究への参加を拒否すること又は同意を撤回することにより不利益な取扱いを受けない旨

八 特定臨床研究に関する情報公開の方法

九 特定臨床研究の対象者又はその代諾者（以下「特定臨床研究の対象者等」

という。）の求めに応じて、研究計画書その他の特定臨床研究の実施に関する資料を入手又は閲覧できる旨及びその入手又は閲覧の方法

十　特定臨床研究の対象者の個人情報の保護に関する事項

十一　試料等の保管及び廃棄の方法

十二　特定臨床研究に対する第二十一条第一項各号に規定する関与に関する状況

十三　苦情及び問合せへの対応に関する体制

十四　特定臨床研究の実施に係る費用に関する事項

十五　他の治療法の有無及び内容並びに他の治療法により予期される利益及び不利益との比較

十六　特定臨床研究の実施による健康被害に対する補償及び医療の提供に関する事項

十七　特定臨床研究の審査意見業務を行う認定臨床研究審査委員会における審査事項その他当該特定臨床研究に係る認定臨床研究審査委員会に関する事項

十八　その他特定臨床研究の実施に関し必要な事項

施行通知2．(43) 規則第46条関係

①　研究責任医師又は研究分担医師は、臨床研究の対象者となる者が臨床研究に参加する前に、説明文書を用いて十分に説明し、参加について自由意思による同意を得ること。

②　臨床研究の目的及び意義を明確に説明すること。

③　臨床研究の方法及び期間を説明すること。

施行通知2．(44) 規則第46条第3号関係

①　臨床研究の対象者の選択及び除外基準並びに無作為化割り付けの内容やその割合等を説明すること。

②　「予期される利益及び不利益」は、予期される臨床上の利益及び不利益又は不便をいい、対象者にとって予期される利益がない場合はその旨を説明すること。

③　それまでに分かっている医薬品の主な副作用等の主要なものを例示して説明するとともに、文書等においては網羅的に示すこと。

施行通知2．(45) 規則第46条第5号から第7号まで関係

臨床研究の参加は自由意思によるものであり、対象者又は代諾者は、理由の有無にかかわらず随時拒否又は撤回することができること及び拒否又は撤回によって、不利な扱いを受けることや、臨床研究に参加しない場合に受けるべき利益を失うことがないことを説明すること。

施行通知2．(46) 規則第46条第8号関係

規則第46条第8号に規定する事項の説明に当たっては、以下の点に留意す

ること。

① 「特定臨床研究に関する情報公開の方法」には、当該臨床研究は jRCT に記録され、公表されていることを含むこと。また、臨床研究の結果についても jRCT において公表されることを説明すること。

② 説明に当たり、当該臨床研究の jRCT における掲載場所（URL 等）を明示すること。

③ 臨床研究の結果が公表される場合において、臨床研究の対象者の個人情報は保全されることを説明すること。

施行通知2．(47) 規則第46条第10号関係

① 「特定臨床研究の対象者の個人情報の保護に関する事項」には、取得された試料・情報について、臨床研究の対象者等から同意を得る時点では特定されない将来の研究のために用いられる可能性又は他の研究機関に提供する可能性がある場合には、その旨と同意を得る時点において想定される内容を含むこと。

② ①の事項のうち、特定臨床研究の個々の対象者を識別することができないように加工されたデータを共有する予定の有無、及び予定がある場合に当該予定の詳細（いつどのような方法でどのデータを提供するか）を明示すること。

施行通知2．(48) 規則第46条第11号関係

「試料等の保管及び廃棄の方法」には、提供を受けた試料の廃棄と保管期間を含むこと。なお、再生医療等製品については、廃棄時期について詳細に記載すること。

施行通知2．(49) 規則第46条第14号関係

「費用に関する事項」とは、臨床研究の対象者が負担する費用及び参加期間中に臨床研究の対象者に金銭等が支払われる場合の費用をいう。

施行通知2．(50) 規則第46条第15号関係

他の選択できる治療法の有無及び当該治療法の内容について説明すること

施行通知2．(51) 規則第46条第16号関係

① 健康被害が発生した場合に受けることができる補償について説明すること。

② 健康被害が発生した場合に照会又は連絡すべき実施医療機関の窓口を説明すること。

施行通知2．(52) 規則第46条第17号関係

当該特定臨床研究に係る審査意見業務を行った認定臨床研究審査委員会の名称並びに当該委員会の苦情及び問合せを受け付けるための窓口の連絡先を含むこと。

施行通知2．(53) 規則第46条第18号関係

「その他当該臨床研究に関し必要な事項」は、次に掲げる事項を含むこと。

① 当該臨床研究の参加を中止する場合の条件及び理由

② 臨床研究への参加の継続について臨床研究の対象者又は代諾者の意思に影響を与える可能性のある情報が得られたときは、速やかに説明し、参加の継続の意思を再度確認する旨

③ 規則第21条第1項第1号及び第2号に定める医薬品等製造販売業者等の当該臨床研究に対する関与の有無とその内容

④ モニタリング、監査等において認定臨床研究審査委員会、厚生労働省等が臨床研究に係る資料を閲覧することがある旨及びその際、個人情報が適正に利用され、同意文書に署名することで当該閲覧を認めたことになる旨

⑤ 研究責任医師又は研究分担医師の氏名と連絡先

⑥ 臨床研究の対象者が守るべき事項

（特定臨床研究の対象者等の同意の取得）

第四十七条　法第九条の厚生労働省令で定めるところにより行う説明及び同意の取得は、次に掲げるところにより行うものとする。

一　できる限り平易な表現を用い、文書により行うものとすること。

二　特定臨床研究の対象者が十六歳以上の未成年者（特定臨床研究の対象者となることについての説明を十分に理解できる能力を有する場合に限る。以下同じ。）である場合には、当該特定臨床研究の対象者の同意に加え、当該対象者の代諾者の同意も得ること。

三　特定臨床研究の対象者が十六歳以上の未成年者である場合であって、次のイ及びロに掲げる事項が研究計画書に記載され、認定臨床研究審査委員会の意見を聴いた上で実施医療機関の管理者が承認したときは、当該対象者から同意を得ること。

　　イ　特定臨床研究の対象者の身体又は精神に障害又は負担が生じない旨

　　ロ　特定臨床研究の目的及び個人情報の取扱いその他の特定臨床研究の実施に係る情報を公表し、特定臨床研究の対象者が当該特定臨床研究に参加することについてその代諾者が拒否できる機会を保障する旨

施行通知2.（54）規則第47条第1号関係

① 臨床研究への参加又は参加の継続に関し、研究責任医師、研究分担医師及び補助説明を行う者は、臨床研究の対象者又は代諾者となる者に同意を強制したり不当な影響を及ぼさないこと。

② 臨床研究の対象者又は代諾者となる者に対し、説明文書の内容について十分な理解を得た上で、臨床研究に参加することについて同意を得ること。なお、上記の説明及び同意については、「厚生労働省の所管する法令の規定に基

づく民間事業者等が行う書面の保存等における情報通信の技術の利用に関する省令」に基づく電磁的記録に記録されている事項の交付等を行うことができること。

③　同意文書には、説明を行った研究責任医師又は研究分担医師が説明した旨及び臨床研究の対象となる者又は代諾者となる者が同意した旨について、各自が署名と日付を記入すること。

④　視力障害などで文書を読むことはできないが口頭の説明によりその内容を理解することができる者や、四肢障害などで署名することはできないが文書を読みその内容を理解することができる者（規則第 48 条に規定する者を除く。）に対する規則第 47 条第 1 号に規定する説明及び同意は立会人を立ち会わせた上で、行うこと。

⑤　立会人は、同意文書に署名と日付を記載し、臨床研究の対象者となるべき者が当該臨床研究を理解し自由意思により同意をしたものであることを証すること。

⑥　立会人は、当該臨床研究に従事する者であってはならないこと。

⑦　研究責任医師、研究分担医師及び補助説明を行う者は、臨床研究の対象者となるべき者又は代諾者となるべき者が臨床研究に参加するか否かを自己決定ができるよう、同意を得る前から質問や相談に対応する機会や、検討時間を与えること。

施行通知２．（55）規則第 47 条第 2 号関係

　　16 歳未満の未成年者の代諾者に同意を得て臨床研究を実施した場合にあって、その後臨床研究の対象者が満 16 歳に達し、臨床研究を実施されることに関する判断能力を有するに至ったときは、当該対象者から同意を得ること。なお、代諾者からの同意に基づいて臨床研究の対象者から既に取得済の試料や情報について、その同意の範囲内で解析等を行う場合は、この限りではない。

（特定臨床研究の対象者の同意を得ることが困難な事由）

第四十八条　法第九条の厚生労働省令で定める事由は次に掲げる事由とする。

　一　特定臨床研究の対象者となるべき者が、単独で説明を受け、同意を与えることが困難な者であること。

　二　特定臨床研究の対象者となるべき者が、十六歳未満の者（前号に該当する者を除く。）であること。

施行通知２．（56）規則第 48 条関係

①　同意能力を欠く等により臨床研究の対象者の同意を得ることが困難であるが、当該臨床研究の目的上、当該対象者を対象とした臨床研究の実施が必要な場合、代諾者の同意を得るとともに、当該対象者と代諾者との関係を示す

記録を残すこと。

② 臨床研究の対象者の代諾者から同意を得ている場合であっても、臨床研究の対象者が臨床研究に参加（継続の場合を含む。）することについて自らの意思を表することができると判断された場合は、インフォームド・アセントを得るよう努めること。

（特定臨床研究の対象者の代諾者）

第四十九条　法第九条の厚生労働省令で定める者は、後見人その他これに準ずる者とする。

施行通知２．（57）規則第49条関係

「これに準ずる者」とは以下をいう。なお、代諾者には、「後見人、その他これに準ずる者」に加え、法第9条に規定する臨床研究の対象者の配偶者及び親権を行う者が該当する。代諾者については、個々の臨床研究の対象者における状況によって当該対象者の意思及び利益を代弁できると考えられる者を選出すること。

① 臨床研究の対象者の父母、兄弟姉妹、子・孫、祖父母、同居の親族又はそれら近親者に準ずると考えられる者

② 臨床研究の対象者の代理人（代理権を付与された任意後見人を含む。）

（特定臨床研究を行う場合に説明及び同意が不要な場合等）

第五十条　法第九条の厚生労働省令で定めるときは、研究計画書に定めるところにより、次に掲げる事項のいずれも満たすと判断した場合とする。ただし、当該特定臨床研究を実施した場合には、速やかに、法第九条の規定に基づく手続を行わなければならない。

一　当該特定臨床研究の対象者となるべき者に緊急かつ明白な生命の危険が生じていること。

二　その他の治療方法では十分な効果が期待できないこと。

三　当該特定臨床研究を実施することにより生命の危険が回避できる可能性が十分にあると認められること。

四　当該特定臨床研究の対象者となるべき者に対する予測される不利益が必要な最小限度のものであること。

五　代諾者となるべき者と直ちに連絡を取ることができないこと。

2　研究責任医師は、特定臨床研究の対象者の同意を得ることが困難な場合であっても、当該対象者の理解力に応じた平易な表現で説明を行い、当該対象者の賛意を得るよう努めなければならない。

施行通知２．（58）規則第50条関係

①　規則第 50 条に該当する場合としては、以下に掲げるものが考えられる。

（ア）緊急状況下における救命的な内容の臨床研究において、臨床研究の対象者となる者又は臨床研究の対象者となる者の代諾者から事前の同意を得ることが不可能な場合であること。

（イ）研究計画書において、臨床研究の対象者及び代諾者の同意を得ることなく臨床研究を実施する場合における人権の保護と安全の確保を図るための方法が明記されていること。

（ウ）「その他の治療方法では十分な効果が期待できないこと」には、通常の診療若しくは救命処置等と同等程度の効果が期待できる場合であっても、治療期間が短縮できる場合など、臨床研究の対象者にとって有益と考えられるものがある場合も含まれる。

②　臨床研究の対象者又は代諾者から同意取得が可能となった場合においては、速やかに当該臨床研究の説明を行い、文書にて同意を得ること。

（特定臨床研究の対象者の代諾者から同意を得る場合の説明及び同意）

第五十一条　第四十六条の規定は、特定臨床研究の対象者の代諾者に対する説明及び同意について準用する。この場合において、同条第五号及び第七号中「特定臨床研究への参加」とあるのは「代諾者の同意」と、同条第十号中「特定臨床研究の対象者の個人情報」とあるのは「特定臨床研究の対象者等の個人情報」と読み替えるものとする。

2　研究責任医師は、代諾者の同意を得た場合には、代諾者の同意に関する記録及び代諾者と特定臨床研究の対象者との関係についての記録を作成しなければならない。

（同意の撤回等）

第五十二条　研究責任医師は、特定臨床研究の対象者等から法第九条に規定する同意の全部又は一部の撤回又は拒否があった場合には、遅滞なく、当該撤回又は拒否の内容に従った措置を講ずるとともに、その旨を当該特定臨床研究の対象者等に説明しなければならない。ただし、当該措置を講ずることにより、当該特定臨床研究の継続が困難となることその他の理由がある場合は、この限りでない。

2　前項の規定により、同意の撤回又は拒否の内容に従った措置を講じない旨の決定をした場合には、当該特定臨床研究の対象者等に対し、遅滞なく、その旨を通知しなければならない。

3　前項の規定により、当該特定臨床研究の対象者等から求められた措置の全部又は一部について、その措置をとらない旨を通知する場合は、当該特定臨床研究の対象者等に対し、その理由を説明するよう努めなければならない。

施行通知2．（59）規則第52条関係

① 同意の撤回等は、臨床研究の対象者や代諾者が同意の撤回等を躊躇することがないよう、研究責任医師及び研究分担医師は配慮をすること。

② 同意の撤回等の申出に対して、理由の提示を求めることは申出を萎縮させることにつながるおそれがあるため、臨床研究の対象者等の安全性の確保に支障をきたす場合等を除き、申出の理由の有無にかかわらず対応すること。

③ 「当該特定臨床研究の継続が困難となることその他の理由がある場合」とは、例えば、臨床研究により体内に医療機器を埋植しており容易に取り出せない場合や、既に論文として公表している研究結果に係る場合等が考えられる。このような場合、研究責任医師及び研究分担医師は、措置を講じることができない旨及びその理由を臨床研究の対象者又は代諾者に説明し、理解を得るよう努めること。

同意の撤回等の措置を講じることができない場合については、あらかじめ、説明同意文書等で明示しておくことが望ましい。

（特定臨床研究に関する記録の保存）

第五十三条 法第十二条の厚生労働省令で定める事項は、次に掲げる事項とする。

一 特定臨床研究の対象者を特定する事項

二 特定臨床研究の対象者に対する診療及び検査に関する事項

三 特定臨床研究への参加に関する事項

四 前各号のほか、特定臨床研究を実施するために必要な事項

2 研究責任医師は、特定臨床研究が終了した日から五年間、法第十二条に規定する記録を次に掲げる書類及び記録とともに保存しなければならない。

一 研究計画書、実施計画、特定臨床研究の対象者に対する説明及びその同意に係る文書、総括報告書その他のこの省令の規定により研究責任医師が作成した文書又はその写し並びに記録

二 認定臨床研究審査委員会から受け取った審査意見業務に係る文書

三 モニタリング及び監査（第十八条の規定により監査を実施する場合に限る。）に関する文書

四 原資料等（法第十二条及び第一号に掲げるものを除く。）

五 特定臨床研究の実施に係る契約書（法第三十二条の規定により締結した契約に係るものを除く。）

六 特定臨床研究に用いる医薬品等の概要を記載した文書及び第二十五条第二項の規定により作成又は入手した記録（第一号に掲げるものを除く。）

七 前各号のほか、特定臨床研究を実施するために必要な文書

3 研究責任医師は、法第十二条に規定する記録の修正を行う場合は、修正者の氏名及び修正を行った年月日を記録し、修正した記録とともに保存しなければ

ならない。

施行通知2. (61) 規則第53条第1項第2号関係
① 「対象者に対する診療及び検査に関する事項」とは、研究計画書であらか
じめ定められている評価項目について、臨床研究の実施により臨床研究の対
象者から得た記録をいう。
② 臨床研究の実施により臨床研究の対象者から得た記録については、次に掲
げる事項を全て満たしているものであること。
(ア) 当該記録に係る責任の所在が明確であること
(イ) 読んで理解できること
(ウ) 実施した内容について速やかに記録が作成されること
(エ) 原本性が担保されていること
(オ) 正確なものであること
(カ) 記録すべき内容が充足しており、完結性が担保されていること
③ 法第12条の「医薬品等を用いた日時及び場所」は、各対象者の診療録に
よって実施医療機関内でいつ実施されたのかが読み取れればよいものとす
る。通院等の場合は、臨床研究の内容に応じて通院で実施している旨を記載
すること。
施行通知2. (62) 規則第53条第2項関係
① 多施設共同研究の継続中に、一の実施医療機関において特定臨床研究を継
続しなくなったため実施計画の変更を届け出た場合であっても、当該実施医
療機関の研究責任医師であった者は、当該特定臨床研究が終了した日から5
年間、記録を保存すること。
※ 途中で研究をやめた医療機関も自施設が臨床研究をやめた日ではなく研
究全体が終了した日を起算日として5年間保存すること。
※ 規則第53条第2項の規定による書類の保存については、「厚生労働省の所
管する法令の規定に基づく民間事業者等が行う書面の保存等における情報
通信の技術の利用に関する省令」に基づく電磁的記録の保存を行うことが
できること。
② 研究責任医師は、特定臨床研究が終了した日から5年を経る前に、実施医
療機関に所属しなくなった場合には、当該実施医療機関に所属する者の中か
ら記録の保存を行う者を指名すること。
③ 実施医療機関以外で委託業者や共同機関がある場合は、当該研究責任医師
又は研究代表医師の指導の下、当該臨床研究に関連する記録を保存すること。
また、この場合において、研究計画書や契約において、当該記録の保存につ
いて担保すること。
施行通知2. (63) 規則第53条第3項関係

臨床研究の実施により対象者から得た記録及び症例報告書を変更又は修正する場合は、その理由及び変更又は修正の履歴を記録すること。

（認定臨床研究審査委員会への疾病等の報告）
第五十四条　研究責任医師は、実施計画に記載された特定臨床研究の実施について、次に掲げる事項を知ったときは、それぞれ当該各号に定める期間内にその旨を実施医療機関の管理者に報告した上で、当該実施計画に記載された認定臨床研究審査委員会に報告しなければならない。

一　次に掲げる疾病等の発生のうち、未承認又は適応外の医薬品等を用いる特定臨床研究（法第二条第二項第一号に規定する特定臨床研究のうち同項第二号イからヘまでに規定する医薬品等を用いる特定臨床研究及び同項第二号に規定する特定臨床研究をいう。以下同じ。）の実施によるものと疑われるものであって予測できないもの　七日

　　イ　死亡

　　ロ　死亡につながるおそれのある疾病等

二　未承認又は適応外の医薬品等を用いる特定臨床研究を実施する場合における次に掲げる事項　十五日

　　イ　次に掲げる疾病等の発生のうち、未承認又は適応外の医薬品等を用いる特定臨床研究の実施によるものと疑われるもの（前号に掲げるものを除く。）

　　　⑴　死亡

　　　⑵　死亡につながるおそれのある疾病等

　　ロ　次に掲げる疾病等の発生のうち、未承認又は適応外の医薬品等を用いる特定臨床研究の実施によるものと疑われるものであって予測できないもの（前号に掲げるものを除く。）

　　　⑴　治療のために医療機関への入院又は入院期間の延長が必要とされる疾病等

　　　⑵　障害

　　　⑶　障害につながるおそれのある疾病等

　　　⑷　⑴から⑶まで並びに死亡及び死亡につながるおそれのある疾病等に準じて重篤である疾病等

　　　⑸　後世代における先天性の疾病又は異常

三　未承認又は適応外の医薬品等を用いる特定臨床研究以外の特定臨床研究を実施する場合における次に掲げる事項　十五日

　　イ　死亡（感染症によるものを除く。）の発生のうち、未承認又は適応外の医薬品等を用いる特定臨床研究以外の特定臨床研究の実施によるものと疑われるもの

　　ロ　次に掲げる疾病等（感染症を除く。以下この号及び次号において同じ。）の発生のうち、未承認又は適応外の医薬品等を用いる特定臨床研究以外の

特定臨床研究の実施によるものと疑われるものであって、かつ、当該特定臨床研究に用いた医薬品等の使用上の注意等（医薬品医療機器等法第五十二条第二項第一号若しくは第六十三条の二第二項第一号に掲げる使用上の必要な注意又は医薬品医療機器等法第六十八条の二第二項第一号イ、第二号イ若しくは第三号イに規定する使用上の必要な注意をいう。以下同じ。）から予測することができないもの又は当該医薬品等の使用上の注意等から予測することができるものであって、その発生傾向を予測することができないもの若しくはその発生傾向の変化が保健衛生上の危害の発生若しくは拡大のおそれを示すもの

 ⑴ 治療のために医療機関への入院又は入院期間の延長が必要とされる疾病等

 ⑵ 障害

 ⑶ 死亡又は障害につながるおそれのある疾病等

 ⑷ 死亡又は⑴から⑶までに掲げる疾病等に準じて重篤である疾病等

 ⑸ 後世代における先天性の疾病又は異常

 ハ 未承認又は適応外の医薬品等を用いる特定臨床研究以外の特定臨床研究の実施によるものと疑われる感染症による疾病等の発生のうち、当該医薬品等の使用上の注意等から予測することができないもの

 ニ 未承認又は適応外の医薬品等を用いる特定臨床研究以外の特定臨床研究の実施によるものと疑われる感染症による死亡又はロ⑴から⑸までに掲げる疾病等の発生（ハを除く。）

 四 前号ロ⑴から⑸までの疾病等の発生のうち、当該特定臨床研究の実施によるものと疑われるもの（前号ロに掲げるものを除く。） 三十日

 五 特定臨床研究の実施に起因するものと疑われる疾病等の発生（前四号に掲げるものを除く。） 法第十七条第一項の規定による認定臨床研究審査委員会への定期報告を行うとき

2 前項（第五十六条第二項において読み替えて準用する場合を含む。）の規定は、特定臨床研究を多施設共同研究として実施する場合について準用する。この場合において、「研究責任医師」とあるのは、「研究代表医師」と読み替えるものとする。

3 研究責任医師は、特定臨床研究を多施設共同研究として実施する場合において、第一項各号（第五十六条第二項において読み替えて準用する場合を含む。）に規定する疾病等の発生を知ったときは、これを実施医療機関の管理者に報告した上で、研究代表医師に通知しなければならない。

4 研究代表医師は、第二項（第五十六条第二項において準用する場合を含む。）の規定により読み替えて準用する第一項（第五十六条第二項において読み替えて準用する場合を含む。）の規定による報告を行ったときは、その旨を速やかに他の研究責任医師に情報提供しなければならない。この場合において、当該

他の研究責任医師は、速やかに当該情報提供の内容を実施医療機関の管理者に報告しなければならない。

施行通知２．（65）規則第54条関係
① 疾病等の発生の要因等が明らかではない場合であっても、規則第54条第１項各号に規定する期間内にそれまでに判明している範囲で第１報として報告を行うこと。この場合においては、その後速やかに詳細な要因等について続報として報告を行うこととし、当該続報については必ずしも同項各号に定める期間内でなくても差し支えない。
② 規則第54条第１項第１号から４号までの報告を行う際は、同時に被験薬の製造販売をし、又はしようとする医薬品等製造販売業者に情報提供を行うこと。
③ 「実施医療機関の管理者に報告した上で、当該実施計画に記載された認定臨床研究審査委員会に報告」とは、必ず認定臨床研究審査委員会に報告する前に実施医療機関の管理者に報告することをいうものではなく、状況に応じて報告の順番が前後することは差し支えない。

施行通知２．（66）規則第54条第３項関係
規則第54条第３項における「感染症」とは、生物由来製品において、生物由来の原料又は材料から、当該医薬品等への病原体の混入が疑われる場合等を指すこと。また、HBV、HCV、HIV 等のウイルスマーカーの陽性化についても、感染症報告の対象となること。

（認定臨床研究審査委員会への不具合報告）

第五十五条 特定臨床研究を実施する研究責任医師は、実施計画に記載された特定臨床研究の実施について、当該特定臨床研究に用いる医療機器又は再生医療等製品の不具合の発生であって、当該不具合によって次に掲げる疾病等が発生するおそれのあるものについて知ったときは、これを知った日から三十日以内にその旨を実施医療機関の管理者に報告した上で、当該実施計画に記載された認定臨床研究審査委員会に報告しなければならない。
一 死亡
二 死亡につながるおそれのある疾病等
三 治療のために医療機関への入院又は入院期間の延長が必要とされる疾病等
四 障害
五 障害につながるおそれのある疾病等
六 第三号から第五号まで並びに死亡及び死亡につながるおそれのある疾病等に準じて重篤である疾病等
七 後世代における先天性の疾病又は異常

2　前項の規定は、特定臨床研究を多施設共同研究として実施する場合について準用する。この場合において、「研究責任医師」とあるのは、「研究代表医師」と読み替えるものとする。

3　特定臨床研究を実施する研究責任医師は、特定臨床研究を多施設共同研究として実施する場合において、当該特定臨床研究に用いる医療機器又は再生医療等製品の不具合の発生であって、当該不具合によって第一項各号に掲げる疾病等が発生するおそれのあるものを知ったときは、これを実施医療機関の管理者に報告した上で、研究代表医師に通知しなければならない。

4　特定臨床研究を実施する研究代表医師は、第二項の規定により読み替えて準用する第一項の規定による報告を行ったときは、その旨を速やかに、他の研究責任医師に情報提供しなければならない。この場合において、当該他の研究責任医師は、速やかに、当該情報提供の内容を実施医療機関の管理者に報告しなければならない。

（厚生労働大臣への疾病等の報告）

第五十六条　法第十四条の厚生労働省令で定めるものは、第五十四条第一項第一号及び第二号（ロに限る。）に掲げる事項とする。

2　第五十四条（第一項第一号及び第二号（ロに限る。）並びに第二項から第四項までに限る。）の規定は、法第十四条の規定による厚生労働大臣への報告について準用する。この場合において、第五十四条第一項中「当該実施計画に記載された認定臨床研究審査委員会」とあるのは、「厚生労働大臣」と読み替えるものとする。

施行通知２．（67）規則第56条関係

①　厚生労働大臣への報告は、別紙様式第2－1又は第2－2による報告書を提出して行うものとすること。

②　厚生労働大臣への報告が必要な疾病等報告について、認定臨床研究審査委員会への報告に当たっては、別紙様式第2により当該委員会に報告することで差し支えない。

③　厚生労働大臣への報告は、原則として、厚生労働省のホームページに掲載する入力フォームをダウンロードして報告書を作成すること。入力フォームを使用することにより PDF ファイルと XML ファイルが作成されるので、両ファイルをメールにより医薬品医療機器総合機構安全第一部情報管理課宛て（trk-shippeitouhokoku@pmda.go.jp）に送信すること。

（厚生労働大臣が機構に提供する情報）

第五十七条　法第十六条第二項の厚生労働省令で定める事項は次に掲げる事項とする。

一 認定臨床研究審査委員会が当該特定臨床研究に対して過去に述べた意見の内容

二 法第三十五条第一項の規定による報告徴収又は立入検査により得られた当該特定臨床研究の実施状況に関する情報

三 その他機構による情報の整理のために必要な厚生労働大臣が有する情報

（機構に対する疾病等の報告）

第五十八条 第五十四条（第一項第一号及び第二号（ロに限る。）並びに第二項から第四項までに限る。）の規定は、法第十六条第四項の規定による機構への報告について準用する。この場合において、第五十四条第一項中「当該実施計画に記載された認定臨床研究審査委員会」とあるのは、「機構」と読み替えるものとする。

（認定臨床研究審査委員会への定期報告）

第五十九条 法第十七条第一項の規定に基づき、研究責任医師は、特定臨床研究の実施状況について、実施計画に記載された特定臨床研究ごとに、次に掲げる事項について、実施医療機関の管理者に報告した上で、当該実施計画に記載された認定臨床研究審査委員会に報告しなければならない。

一 当該特定臨床研究に参加した特定臨床研究の対象者の数

二 当該特定臨床研究に係る疾病等の発生状況及びその後の経過

三 当該特定臨床研究に係るこの省令又は研究計画書に対する不適合の発生状況及びその後の対応

四 当該特定臨床研究の安全性及び科学的妥当性についての評価

五 当該特定臨床研究に対する第二十一条第一項各号に規定する関与に関する事項

2 前項の報告には、第四十条第一項第二号から第九号までに掲げる書類（認定臨床研究審査委員会が最新のものを有していないものに限る。）を添付しなければならない。

3 第一項の報告は、原則として、実施計画を厚生労働大臣に提出した日から起算して、一年ごとに、当該期間満了後二月以内に行わなければならない。

4 認定臨床研究審査委員会は、第一項の報告を受けた場合には、当該特定臨床研究の継続の適否について、意見を述べなければならない。

5 第四項の規定は、特定臨床研究を多施設共同研究として実施する場合について準用する。この場合において、第一項中「研究責任医師」とあるのは「研究代表医師」と、第二項中「前項」とあるのは「第五項において準用する前項」と、前二項中「第一項」とあるのは「第五項において準用する第一項」と読み替えるものとする。

6 研究代表医師は、前項の規定により読み替えて準用する第一項の規定による

報告を行ったときは、その旨を、速やかに、他の研究責任医師に情報提供しなければならない。この場合において、当該他の研究責任医師は、速やかに、当該情報提供の内容を実施医療機関の管理者に報告しなければならない。

施行通知2．(68) 規則第59条関係

①　「対象者の数」については、研究実施期間における実施予定症例数、同意取得症例数、実施症例数、完了症例数、中止症例数及び補償を行った件数を記載すること。

②　「疾病等の発生状況及びその後の経過」について、既に報告及び審査されているものも含め、臨床研究全体としての疾病等の発生状況を要約して簡潔に記載すること。

③　「安全性及び科学的妥当性についての評価」とは、疾病等の発生状況及びその後の経過、不適合事案の発生状況及びその後の対応等を含む臨床研究の実施状況並びに当該期間中に発表された研究報告等における当該臨床研究に用いる医薬品等に関連する有効又は無効の情報を踏まえ、当該臨床研究の安全性及び科学的妥当性についての評価について記載すること。

④　規則第21条第1項第2号に規定する「当該研究責任医師が実施する臨床研究に従事する者（当該研究責任医師、研究分担医師及び統計的な解析を行うことに責任を有する者に限る。）及び研究計画書に記載されている者であって、当該臨床研究を実施することによって利益を得ることが明白な者」は、法第17条の報告を行う時点における規則第21条第1項各号に規定する関与に関する事項を再度確認し、利益相反管理基準及び利益相反管理計画を提出すること。当該時点における確認の結果、利益相反管理基準及び利益相反管理計画に変更がない場合には、その旨を認定臨床研究審査委員会に報告すること。また、経過措置が適用された臨床研究について初めて報告する場合には、規則第21条第1項各号に規定する関与に関する事項についての利益相反管理基準及び同項第1号に規定する関与に関する事項についての利益相反管理計画を含む。

施行通知2．(69) 規則第59条第3項関係

国際共同研究の場合において、他国と定期報告の時期を合わせるため、認定臨床研究審査委員会が認めた場合に限り、実施計画を厚生労働大臣に提出した1年以内の他国の起算日を起算日とすることで差し支えない。その際、初回の定期報告については、実施計画を提出した日から当該起算日までの内容を取りまとめて報告すること。

（厚生労働大臣への定期報告）

第六十条　法第十八条第一項の規定に基づき、特定臨床研究を実施する研究責任

医師は、特定臨床研究の実施状況について、実施計画に記載された特定臨床研究ごとに、当該実施計画に記載されている認定臨床研究審査委員会の名称、当該認定臨床研究審査委員会による当該特定臨床研究の継続の適否及び前条第一項第一号に掲げる事項について、厚生労働大臣に報告しなければならない。

2　前項の報告は、認定臨床研究審査委員会が前条第四項の意見を述べた日から起算して一月以内に行わなければならない。

3　第二項の規定は、特定臨床研究を多施設共同研究として実施する場合について準用する。この場合において、第一項中「研究責任医師」とあるのは「研究代表医師」と、前項中「前項」とあるのは「第三項において準用する前項」と、「前条第四項」とあるのは「前条第五項において準用する同条第四項」と読み替えるものとする。

施行通知 2．（70）規則第 60 条関係

①　厚生労働大臣への報告は、別紙様式第 3 による報告書を提出して行うものとすること。

②　規則第 60 条の報告は、jRCT に記録することにより報告したものとみなす。

（秘密保持義務）

第六十一条　臨床研究に従事する者又は臨床研究に従事する者であった者は、臨床研究の実施に関して知り得た秘密（法第十一条に規定するものを除く。）についても、法第十一条の規定に準じて、必要な措置を講ずるよう努めなければならない。

施行通知 2．（71）規則第 61 条関係

　　　臨床研究の対象者の秘密保持義務については、法第 11 条及び法第 21 条に規定されているが、「臨床研究の実施に関して知り得た秘密（法第十一条に規定するものを除く。）」とは、臨床研究の対象者の秘密以外のもの（例えば、当該臨床研究に用いる医薬品等の知的財産に関する秘密、既存試料等が臨床研究に利用される者の秘密等）を含む。

（既存試料等が臨床研究に利用される者の記録の作成及び保存等）

第六十二条　研究責任医師は、既存試料等が臨床研究に利用される者の記録の作成及び保存をする場合は、法第十二条の規定に準じて、必要な措置を講ずるよう努めなければならない。

2　実施医療機関の管理者は、研究責任医師が法第十二条及び前項に規定する義務を履行するために、必要な協力をしなければならない。

施行通知 2．（72）規則第 62 条第 1 項関係

法第 12 条及び第 21 条に規定する臨床研究の対象者の記録の保存のほか、既存試料等が臨床研究に利用される者の記録についても作成及び保存を行うこと。

施行通知 2．(73) 規則第 62 条第 2 項関係

実施医療機関の管理者は、研究期間中及び研究終了後 5 年間の研究責任医師の記録の保存に協力をするほか、研究責任医師が不在となった場合において当該研究責任医師が指名した者が行う記録の保存について適切に行うことができるよう協力をすること。

（特定臨床研究以外の臨床研究を実施する場合に講ずべき措置）

第六十三条　臨床研究（特定臨床研究を除く。第八十七条において同じ。）を実施する研究責任医師は、法第二十一条の規定に基づき、当該臨床研究の実施に関する計画を作成し、認定臨床研究審査委員会の意見を聴いた場合は、法第八条（認定臨床研究審査委員会への通知に係る部分に限る。）の規定並びに第五十四条第一項第三号から第五号まで及び第二項から第四項まで、第五十五条並びに第五十九条の規定に準じて、必要な措置を講ずるよう努めなければならない。

施行通知 2．(74) 法第 21 条及び規則第 63 条関係〔再掲〕

① 承認済みの医薬品等を用いた特定臨床研究以外の臨床研究の実施中に医薬品等製造販売業者等から研究資金等の提供を受け、特定臨床研究となる場合もあり、この場合、原則として、研究資金等の支払いを受ける前に実施計画の厚生労働大臣への届出及び jRCT への情報の公表を行う必要がある。

② 特定臨床研究以外の臨床研究を実施する場合の手続等については以下のとおりである。

（ア）法第 5 条第 1 項の実施計画に準じて臨床研究の実施に関する計画を作成し、研究計画書等とともに、認定臨床研究審査委員会の意見を聴くよう努めること（計画変更時も同様）。その上で、研究責任医師自ら規則第 24 条第 1 項の規定に基づき jRCT に記録することにより、情報を公表するよう努めること。その際、多施設共同研究の場合には、一の臨床研究として記録、公表すること。

（イ）臨床研究を実施する際には、臨床研究実施基準及び臨床研究の実施に関する計画を遵守するよう努め、

ⅰ）臨床研究の対象者等の同意（法第 9 条）、臨床研究に関する個人情報の保護（法第 10 条）、秘密保持（法第 11 条）及び記録の保存（法第 12 条）

ⅱ）認定臨床研究審査委員会の意見を聴いた場合にあっては、認定臨床研究審査委員会に対して、臨床研究を中止した場合の通知（法第 8 条）、

疾病等報告（規則第 54 条）、不具合報告（規則第 55 条）及び定期報
　　告（規則第 59 条）について各規定に準じて適切に対応するよう努め
　　ること。
　（ウ）主要評価項目報告書の公表及び総括報告書の概要等臨床研究終了時に
　　公表する事項についても、研究責任医師自ら jRCT に記録することによ
　　り公表するよう努めること。
　（エ）厚生労働大臣に、臨床研究の実施に関する計画、疾病等報告、定期報
　　告等の書類を提出する必要はない。

　　第三章　認定臨床研究審査委員会

（認定臨床研究審査委員会を設置できる団体）
第六十四条　法第二十三条第一項の厚生労働省令で定める団体は、次に掲げる団
体とする。
一　医学医術に関する学術団体
二　一般社団法人又は一般財団法人
三　特定非営利活動促進法（平成十年法律第七号）第二条第二項に規定する特
　　定非営利活動法人
四　私立学校法（昭和二十四年法律第二百七十号）第三条に規定する学校法人
　　（医療機関を有するものに限る。）
五　独立行政法人通則法（平成十一年法律第百三号）第二条第一項に規定する
　　独立行政法人（医療の提供又は臨床研究若しくは医薬品医療機器等法第二条
　　第十七項に規定する治験の支援を業務とするものに限る。）
六　国立大学法人法（平成十五年法律第百十二号）第二条第一項に規定する国
　　立大学法人（医療機関を有するものに限る。）
七　地方独立行政法人法（平成十五年法律第百十八号）第二条第一項に規定す
　　る地方独立行政法人（医療機関を有するものに限る。）
２　臨床研究審査委員会を前項第一号から第三号までに掲げる団体が設置する場
　合は、当該者は次の要件を満たすものでなければならない。
一　定款その他これに準ずるものにおいて、臨床研究審査委員会を設置する旨
　　の定めがあること。
二　その役員（いかなる名称によるかを問わず、これと同等以上の職権又は支
　　配力を有する者を含む。次号において同じ。）のうちに医師、歯科医師、薬剤
　　師、看護師その他の医療関係者が含まれていること。
三　その役員に占める次に掲げる者の割合が、それぞれ三分の一以下であるこ
　　と。
　　イ　特定の医療機関の職員その他の当該医療機関と密接な関係を有する者
　　ロ　特定の法人の役員又は職員その他の当該法人と密接な関係を有する者

四　臨床研究審査委員会の設置及び運営に関する業務を適確に遂行するに足り
　る財産的基礎を有していること。

五　財産目録、貸借対照表、損益計算書、事業報告書その他の財務に関する書
　類をその事務所に備えて置き、一般の閲覧に供していること。

六　その他臨床研究審査委員会の業務の公正かつ適正な遂行を損なうおそれが
　ないこと。

施行通知3．(1)　規則第64条第2項第1号関係

　　医学医術に関する学術団体、一般社団法人、一般財団法人、特定非営利活動
　法人が設置する臨床研究審査委員会については、公益事業又は特定非営利活動
　に係る事業等として行われるべきものであり、収益事業として行われるべきで
　はないことから、定款その他これに準ずるものにおいて、臨床研究審査委員会
　を設置及び運営する旨を公益事業又は特定非営利活動に係る事業等として明記
　していること。臨床研究審査委員会の設置及び運営が一般社団法人等、特定非
　営利活動法人の目的を達成するために必要な事業であるか否かは、あらかじめ、
　それぞれ当該法人の主務官庁又は所轄庁に確認しておくこと。

施行通知3．(2)　規則第64条第2項第3号イ関係

　　「その他の当該医療機関と密接な関係を有する者」には、当該医療機関を設
　置する者（法人である場合は、その役員）、当該医療機関の管理者その他当該
　医療機関と雇用関係のある者などが含まれる。

施行通知3．(3)　規則第64条第2項第3号ロ関係

　　「特定の法人」には、営利法人のみならず、一般社団法人等、特定非営利活
　動法人その他の非営利法人を含む。また、「当該法人と密接な関係を有する者」
　には、当該法人の役員及び職員のほか、当該法人の子会社の役員、職員等当該
　法人に対し、従属的地位にある者を含む。

施行通知3．(4)　規則第64条第2項第4号関係

　　認定臨床研究審査委員会を設置する者（以下「認定委員会設置者」という。）
　のうち規則第64条第1項第1号から第3号までに掲げる団体は、会費収入、
　財産の運用収入、恒常的な賛助金収入等の安定した収入源を有するものである
　こと。ただし、医薬品等製造販売業者等からの賛助金（物品の贈与、便宜の供
　与等を含む。）等については、認定臨床研究審査委員会における審査意見業務
　の公正かつ適正な遂行に影響が及ばないと一般的に認められる範囲にとどめる
　こと。

施行通知3．(5)　規則第64条第2項第6号関係

　　「その他臨床研究審査委員会の業務の公正かつ適正な遂行を損なうおそれが
　ないこと」には以下の事項が含まれる。

①　認定委員会設置者が収益事業を行う場合においては、当該収益事業は、以

下の条件を満たす必要があること。

　　（ア）認定臨床研究審査委員会の設置及び運営に必要な財産、資金、要員、施設等を圧迫するものでないこと。

　　（イ）収益事業の経営は健全なものであること。

　　（ウ）収益事業からの収入については、一般社団法人等、特定非営利活動法人又は医学医術に関する学術団体の健全な運営のための資金等に必要な額を除き、認定臨床研究審査委員会の設置及び運営を含む公益事業、特定非営利活動に係る事業等に用いること。

　②　認定臨床研究審査委員会が手数料を徴収する場合においては、対価の引下げ、認定臨床研究審査委員会の質の向上のための人的投資等により収入と支出の均衡を図り、一般社団法人等、特定非営利活動法人又は医学医術に関する学術団体の健全な運営に必要な額以上の利益を生じないようにすること。

（臨床研究審査委員会の認定の申請）

第六十五条　法第二十三条第二項の規定による申請は、あらかじめ、様式第五による申請書を提出して行うものとする。

2　法第二十三条第二項第五号（法第二十五条第三項及び第二十六条第六項において準用する場合を含む。）の厚生労働省令で定める事項は、臨床研究審査委員会の所在地及び臨床研究審査委員会の連絡先とする。

3　法第二十三条第三項（法第二十五条第三項及び第二十六条第六項において準用する場合を含む。）の厚生労働省令で定める書類は、次に掲げる場合に応じ、それぞれ当該各号に定める書類とする。

一　前条第一項第一号から第三号までに掲げる団体が第一項の申請をしようとする場合

　イ　業務規程（法第二十三条第四項第二号に規定する業務規程をいう。以下同じ。）

　ロ　臨床研究審査委員会を設置する者に関する証明書類

　ハ　臨床研究審査委員会を設置する者が臨床研究審査委員会を設置する旨を定めた定款その他これに準ずるもの

　ニ　前条第二項第二号及び第三号の要件を満たすことを証明する書類

　ホ　財産的基礎を有していることを証明する書類

　ヘ　臨床研究審査委員会の委員の略歴

二　医療機関の開設者又は前条第一項第四号から第七号までに掲げる団体が第一項の申請をしようとする場合

　イ　業務規程

　ロ　臨床研究審査委員会を設置する者に関する証明書類

　ハ　臨床研究審査委員会の委員の略歴

　　→施行規則94

施行通知３．（7）規則第65条第3項第1号へ関係

　　委員の略歴には、委員の氏名、所属及び役職、学歴、免許・資格、勤務歴、専門分野、所属学会その他委員の要件に合致する事項を記載すること。なお、委員の要件に合致することを説明するために、学術論文の実績を記載する必要がある場合には、その内容を含めること。

（臨床研究審査委員会の認定の要件）

第六十六条　臨床研究審査委員会は、倫理的及び科学的観点から審査意見業務を行うことができるよう、次項から第四項までに掲げる要件を満たす場合には、認定を受けることができる。

2　法第二十三条第四項第一号の厚生労働省令で定める体制は、次のとおりとする。

一　臨床研究審査委員会に、委員長を置くこと。

二　次に掲げる者から構成されること。ただし、イからハまでに掲げる者は当該イからハまでに掲げる者以外を兼ねることができない。

　　イ　医学又は医療の専門家

　　ロ　臨床研究の対象者の保護及び医学又は医療分野における人権の尊重に関して理解のある法律に関する専門家又は生命倫理に関する識見を有する者

　　ハ　イ及びロに掲げる者以外の一般の立場の者

三　委員が五名以上であること。

四　男性及び女性がそれぞれ一名以上含まれていること。

五　同一の医療機関（当該医療機関と密接な関係を有するものを含む。）に所属している者が半数未満であること。

六　臨床研究審査委員会を設置する者の所属機関に属しない者が二名以上含まれていること。

七　審査意見業務を継続的に行うことができる体制を有すること。

八　苦情及び問合せを受け付けるための窓口を設置していること。

九　臨床研究審査委員会の運営に関する事務を行う者が四名以上であること。

3　業務規程には、次に掲げる事項を定めなければならない。

一　審査意見業務に関して徴収する手数料（以下「審査手数料」という。）に関する事項、審査意見業務を依頼する研究責任医師又は審査意見業務の対象となる特定臨床研究に関与する医薬品等製造販売業者等と密接な関係を有している委員及び技術専門員（審査意見業務の対象となる疾患領域の専門家及び毒性学、薬力学、薬物動態学等の専門的な知識を有する臨床薬理学の専門家、生物統計の専門家その他の臨床研究の特色に応じた専門家をいう。以下同じ。）の審査意見業務への参加の制限に関する事項、法第十三条第一項に規定する疾病等の報告を受けた場合の手続に関する事項、第八十条第四項及び第五項

に規定する場合の手続に関する事項その他の審査意見業務の実施の方法に関する事項

二　第八十五条に規定する記録の作成及びその保存方法に関する事項並びに秘密の保持に関する事項

三　次項第三号及び第八十六条の規定による公表に関する事項

四　認定臨床研究審査委員会を廃止する場合に必要な措置に関する事項

五　苦情及び問合せに対応するための手順その他の必要な体制の整備に関する事項

六　臨床研究審査委員会の委員、技術専門員及び運営に関する事務を行う者（以下「委員等」という。）の教育又は研修に関する事項

七　前各号に掲げるもののほか、臨床研究審査委員会が独立した公正な立場における審査意見業務を行うために必要な事項

4　法第二十三条第四項第三号（法第二十五条第三項及び第二十六条第六項の規定により準用する場合を含む。）の厚生労働省令で定める基準は、次のとおりとする。

一　審査意見業務を行う順及び内容並びに審査意見業務に関して徴収する手数料について、審査意見業務を依頼する者にかかわらず公正な運営を行うこと。

二　活動の自由及び独立が保障されていること。

三　審査意見業務の透明性を確保するため、業務規程、委員名簿その他臨床研究審査委員会の認定に関する事項及び審査意見業務の過程に関する記録に関する事項について、厚生労働省が整備するデータベースに記録することにより公表すること。ただし、前条第一項、第六十九条若しくは第七十六条第一項に規定する申請書又は第七十一条若しくは第七十三条第一項に規定する届書に記載された事項及び当該申請書又は当該届書に添付された書類に記載された事項については、当該事項を公表したものとみなす。

四　審査意見業務（第八十条第四項及び第五項の規定によるものを除く。）を行うため、年十二回以上定期的に開催すること。

五　法第二十六条第二項の規定による有効期間の更新を受ける場合にあっては、次に掲げる要件を満たすこと。ただし、災害その他やむを得ない事由により、これらの要件を満たすことができないときは、この限りでない。

イ　審査意見業務を行うため、年七回以上開催していること。

ロ　年一以上、かつ有効期間を通じて六以上の実施計画について法第二十三条第一項第一号に規定する業務（法第六条第二項において準用する法第五条第三項の規定により意見を求められた場合において意見を述べる業務を除く。第八十条第二項において同じ。）を行っていること。

施行通知3．(8) 規則第66条関係

認定臨床研究審査委員会の構成に必要な委員の数は、少なくとも5名となる

が、認定に必要な要件を満たした上で、委員の数がこれよりも多い場合には、規則第66条第2項第2号に規定する特定の区分の委員の数に偏りがないよう配慮すること。

施行通知3．（9）規則第66条第2項第2号イ関係

　「医学又は医療の専門家」とは、医学又は医療に関する専門的知識・経験に基づき、5年以上の診療、教育、研究又は業務を行った経験を有する者をいう。具体的には、医師を想定しているが、医師を1名以上有している場合にあっては、医師以外の者が含まれていても差し支えない。

施行通知3．（10）規則第66条第2項第2号ロ関係

①「臨床研究の対象者の保護及び医学又は医療分野における人権の尊重に関して理解のある」とは、医学又は医療分野における臨床研究の対象者保護又は人権の尊重に関係する業務を行った経験を有することをいう。

②「法律に関する専門家」とは、法律に関する専門的知識に基づいて、教育、研究又は業務を行っている者をいう。

③「生命倫理に関する識見を有する者」とは、生命倫理に関する専門的知識に基づいて、教育、研究又は業務を行っている者をいう。

施行通知3．（11）規則第66条第2項第2号ハ関係

　「一般の立場の者」とは、主に医学・歯学・薬学その他の自然科学に関する専門的知識に基づいて教育、研究又は業務を行っている者以外の者であって、臨床研究の対象者に対する説明同意文書の内容が一般的に理解できる内容であるか等、臨床研究の対象者の立場から意見を述べることができる者をいう。

施行通知3．（12）規則第66条第2項第2号関係

　委員を選任するに当たっては、規則第66条第1項において、認定臨床研究審査委員会に倫理的観点から審査意見業務を行うことを求めている点に鑑み、その委員については十分な社会的信用を有する者であることが望ましい。ここでいう「社会的信用」に係る着眼点としては、例えば以下のようなものが考えられるが、特定の事項への該当をもって直ちにその適格性を判断するものでなく、その委員等個人の資質を総合的に勘案して認定臨床研究審査委員会の設置者が適切に判断すべきものであることに留意すること。技術専門員についても同様とする。

①　反社会的行為に関与したことがないか。

②　暴力団員による不当な行為の防止等に関する法律（平成3年法律第77号）第2条第6号に規定する暴力団員ではないか、又は暴力団と密接な関係を有していないか。

③　法若しくは法第24条第2号に規定する国民の保健医療に関する法律で政令で定めるもの又は刑法若しくは暴力行為等処罰ニ関スル法律（大正15年法律第60号）の規定により罰金の刑に処せられたことがないか。

④　禁錮以上の刑に処せられたことがないか。

施行通知３．（13）規則第66条第２項第５号関係

　　「当該医療機関と密接な関係を有するもの」としては、例えば、同一法人内において当該医療機関と財政的な関係を有するものが挙げられる。なお、医療機関が複数の学部を有する大学の附属病院である場合に、他学部（法学部等）の教員で実施医療機関と業務上の関係のない者は、「同一の医療機関（当該医療機関と密接な関係を有するものを含む。）に所属している者」には該当しない。

施行通知３．（14）規則第66条第２項第９号関係

①　認定委員会設置者は、認定臨床研究審査委員会の事務を行う者を選任し、認定臨床研究審査委員会事務局を設けること。

②「認定臨床研究審査委員会の運営に関する事務を行う者が四名以上」とは、次に掲げる事項のいずれも満たすものであること。

　（ア）当該業務に必要とする年間の勤務時間の合計が年間の全勤務時間に占める割合を表した数の合計が４以上であること。

　（イ）事務を行う者は、当該業務を担当する部署に所属し、委員会の設置者等当該者の指揮命令権を有する者からの職務命令が明示されていること。

　（ウ）事務を行う者は、当該事務を行うに当たってあらかじめ研究倫理などの教育又は訓練を受けていること。なお、教育又は研修の手段は各認定臨床研究審査委員会で定めるもので差し支えない。

　（エ）臨床研究の安全性及び科学的妥当性等を審査する委員会（認定臨床研究審査委員会、医薬品の臨床試験の実施の基準に関する省令（平成９年厚生省令第28号）第27条の規定による治験審査委員会、人を対象とする生命科学・医学系研究に関する倫理指針第16の規定により設置された倫理審査委員会等を含む。）の事務に関する実務経験を１年以上有する専従の事務を行う者を２名以上含むこと。なお、専従とは、常勤で雇用されている職員において、その就業時間の８割以上、非常勤の場合はそれに相当する時間を該当業務に従事している場合をいう。

施行通知３．（15）規則第66条第３項第１号関係

①「技術専門員」とは、当該臨床研究を審査する認定臨床研究審査委員会から依頼を受け、評価書を用いて科学的観点から意見を述べる者をいう。

②　認定臨床研究審査委員会は、法23条第１項第１号の実施計画の新規審査を行うに当たっては、技術専門員の評価書を確認すること。それ以外は、必要に応じて意見を聴くこと。

③「審査意見業務の対象となる疾患領域の専門家」とは、審査対象となる研究の疾患領域に関する専門的知識・経験に基づき、現に診療、教育、研究又は業務を行っている者であること。例えば、５年以上の医師、歯科医師の実務経験を有し、対象疾患領域の専門家である者が該当する。

④「毒性学、薬力学、薬物動態学等の専門的な知識を有する臨床薬理学の専門家」とは、臨床薬理に関する専門的知識に基づいて、教育、研究又は業務を

行っている者をいう。

⑤　技術専門員の選出や評価依頼は、各認定臨床研究審査委員会で運用を定めて行うこと。

⑥「生物統計の専門家」とは、生物統計に関する専門的知識に基づいて、業務を行っている者をいう。

⑦「その他の臨床研究の特色に応じた専門家」とは、必要に応じて審査対象となる研究分野に関する専門的知識・経験に基づき、教育、研究又は業務を行っている者をいう。例えば、医療機器の臨床研究の場合は医療機器、臨床工学、材料工学の専門家、再生医療等製品の臨床研究の場合は、再生医療等の専門家が考えられるが、臨床研究の特色に応じて適切な者の評価書を確認すること。

⑧「(11) 規則第 14 条第 1 号から第 18 号まで関係⑲」における変更範囲（design space）の考え方に基づいて設計された臨床研究の実施計画書に係る審査意見業務を行う場合には、当該疾患領域の専門家の評価書に加えて、該当する医療機器の専門家の評価書に基づいて評価すること。なお、医療機器の専門家による評価においては、「(11) 規則第 14 条第 1 号から第 18 号まで関係⑲」において検証される変更範囲のうち、最もリスクの高い場合の安全性が適切に担保されているかを確認すること。

施行通知３．(16) 規則第 66 条第 4 項第 1 号関係

　　「手数料」の額は、委員への報酬の支払等、当該認定臨床研究審査委員会の健全な運営に必要な経費を賄うために必要な範囲内とし、かつ、公平なものとなるよう定めること。公平なものでないと判断される場合としては、例えば、認定臨床研究審査委員会を設置する者と利害関係を有するか否かで、合理的な範囲を超えて手数料の差額を設ける場合が挙げられる。

施行通知３．(17) 規則第 66 条第 4 項第 3 号関係

　　委員名簿には、委員の氏名、性別、所属及び役職等が含まれるため、委員を委嘱にする場合にあっては、当該事項が公表されることを事前に説明し、同意を得ておくこと。

施行通知３．(18) 規則第 66 条第 4 項第 5 号関係

　　「災害その他やむを得ない事由」とは、感染症などの発生時において、対面による開催が困難であって、かつ、テレビ会議を行うための環境を有さない場合をいう。

①　イの「審査意見業務」とは法第 23 条第 1 項に規定するものを指し、例えば、法第 8 条に規定する特定臨床研究の中止の通知を受けた場合に意見を述べる業務、規則第 24 条第 5 項に基づき主要評価項目報告書又は総括報告書及びその概要に対して意見を述べる業務は含めない。

　　また、「年七回以上開催していること」とは、認定の有効期間の 3 年間の全ての年において、年 7 回以上の開催が必要であることをいう。あわせて、「開

催」は、対面又はテレビ会議によるものとするが、令和2年4月30日以降においては、災害その他やむを得ない事由があり、かつ、保健衛生上の危害の発生若しくは拡大の防止又は臨床研究の対象者（臨床研究の対象者となるべき者を含む。）の保護の観点から、緊急に実施計画を提出し、又は変更する必要がある場合には、書面により行うことができる。

② ロにおける審査意見業務については、イと異なり、実施計画の変更について意見を述べる業務は含まれず、新規での実施計画の提出に際して意見を述べるものに限られる。

また、「年一以上……の実施計画について……業務……を行っていること」とは、認定の有効期間の3年間の全ての年において、年一以上の新規の実施計画に係る審査意見業務が必要であることをいう。あわせて、「有効期間を通じて六以上……の実施計画について……業務……を行っていること」とは、認定の有効期間の3年間において、合算して六以上の新規の実施計画に係る審査意見業務が必要であることをいう。

③ イ及びロについては、再生医療等の安全性の確保等に関する法律施行規則及び臨床研究法施行規則の一部を改正する省令（令和4年厚生労働省令第47号。令和4年4月1日施行。）によって新設されたものであることから、経過措置として下記のとおりとする。

・ 令和4年4月1日より以前の有効期間（1年間又は2年間）：年11回以上の開催

・ 令和4年4月1日の前後の期間を含む1年間：年11回以上の開催

・ 令和4年4月1日以降の有効期間（1年間又は2年間）：年7回以上の開催、年1以上の新規の実施計画にかかる審査意見業務

・ 令和4年4月1日より以前の期間を含む有効期間3年間の実績：要件無し（合計で6以上の新規の実施計画にかかる審査意見業務は課さないこととする。）

（認定臨床研究審査委員会の認定証の交付）

第六十七条　厚生労働大臣は、法第二十三条第四項の規定による認定をしたときは、認定を申請した者に対し、様式第六による認定証を交付しなければならない。法第二十六条第二項の規定による更新をしたときも、同様とする。

（欠格事由）

第六十八条　法第二十四条第三号の厚生労働省令で定める同号本文に規定する認定の取消しに該当しないこととすることが相当であると認められるものは、厚生労働大臣が法第三十五条第一項の規定による報告等の権限を適切に行使し、当該認定の取消しの処分の理由となった事実及び当該事実の発生を防止するための認定委員会設置者の審査意見業務の実施体制の整備についての取組の状況

その他の当該事実に関して当該認定委員会設置者が有していた責任の程度を確認した結果、当該認定委員会設置者が当該認定の取消しの理由となった事実について組織的に関与していると認められない場合に係るものとする。

（認定臨床研究審査委員会の変更の認定の申請）

第六十九条　法第二十五条第一項の規定による認定の申請は、変更後の第六十五条第一項に規定する申請書及び様式第七による申請書を厚生労働大臣に提出して行うものとする。

→施行規則94

（法第二十五条第一項の軽微な変更の範囲）

第七十条　法第二十五条第一項の厚生労働省令で定める軽微な変更は、次に掲げる変更とする。

一　当該認定臨床研究審査委員会の委員の氏名の変更であって、委員の変更を伴わないもの

二　当該認定臨床研究審査委員会の委員の職業の変更であって、委員の構成要件（第六十六条第二項第二号から第六号までに規定する要件をいう。次号において同じ。）を満たさなくなるもの以外のもの

三　当該認定臨床研究審査委員会の委員の減員に関する変更であって、委員の構成要件を満たさなくなるもの以外のもの

四　審査意見業務を行う体制に関する事項の変更であって、審査意見業務の適正な実施に支障を及ぼすおそれのないもの

施行通知３．（19）規則第70条関係

①　第１号の「当該認定臨床研究審査委員会の委員の氏名の変更であって、委員の変更を伴わないもの」としては、例えば、当該委員の婚姻状態の変更に伴う氏名の変更であって、委員は変わらないものが挙げられる。

②　第２号の「当該認定臨床研究審査委員会の委員の職業の変更であって、委員の構成要件を満たさなくなるもの以外のもの」としては、例えば、当該委員の所属機関の変更に伴う職名の変更によるものが挙げられる。

③　第４号の「審査意見業務を行う体制に関する事項の変更であって、審査意見業務の適切な実施に支障を及ぼすおそれのないもの」としては、例えば、認定臨床研究審査委員会の開催頻度が多くなるよう変更を行うものが挙げられる。

（法第二十五条第二項の軽微な変更の届出）

第七十一条　法第二十五条第二項の規定による届出は、様式第八による届書を提出して行うものとする。

→施行規則 94

（法第二十五条第四項の軽微な変更の範囲）

第七十二条　法第二十五条第四項の厚生労働省令で定める軽微な変更は、次に掲げる変更とする。

一　地域の名称の変更又は地番の変更に伴う変更

二　当該認定臨床研究審査委員会の委員の略歴の追加に関する事項

三　臨床研究審査委員会を設置する旨の定めをした定款その他これに準ずるものの変更であって、次に掲げるもの

イ　法その他の法令の制定又は改廃に伴い当然必要とされる規定の整理

ロ　第一号及びイに掲げるもののほか、用語の整理、条、項又は号の繰り上げ又は繰り下げその他の形式的な変更

施行通知３．(21) 規則第 72 条第 1 号関係

　「地域の名称の変更又は地番の変更に伴う変更」とは、認定臨床研究審査委員会の所在地は変わらず、所在地の地域の名称の変更又は地番の変更に伴うものをいう。

（法第二十五条第四項の変更の届出）

第七十三条　法第二十五条第四項の規定による届出は、様式第九による届書を提出して行うものとする。

2　法第二十三条第三項に規定する書類に記載した事項に変更があった場合には、前項の届書に、変更後の同条第三項に規定する書類を添えなければならない。

→施行規則 94

（認定臨床研究審査委員会の認定証の書換え交付の申請）

第七十四条　認定委員会設置者は、認定証の記載事項に変更を生じたときは、様式第十による申請書及び認定証を厚生労働大臣に提出してその書換えを申請することができる。

→施行規則 94

（認定臨床研究審査委員会の認定証の再交付）

第七十五条　認定委員会設置者は、認定臨床研究審査委員会の認定証を破り、汚し、又は失ったときは、様式第十一による申請書を厚生労働大臣に提出してその再交付を申請することができる。この場合において、認定証を破り、又は汚した認定委員会設置者は、申請書に当該認定証を添えなければならない。

2　認定委員会設置者は、認定証の再交付を受けた後、失った認定証を発見したときは、遅滞なく、厚生労働大臣にこれを返納しなければならない。

→施行規則 94

（認定臨床研究審査委員会の認定の更新の申請）

第七十六条　法第二十六条第六項において準用する法第二十三条第二項の規定による更新の申請は、様式第十二による申請書を提出して行うものとする。

2　前項の申請書には、申請に係る認定証の写しを添えなければならない。

→施行規則 94

（認定臨床研究審査委員会の廃止）

第七十七条　法第二十七条第一項の規定による届出は、様式第十三による届書を提出して行うものとする。

2　認定委員会設置者が前項の届出を行おうとするときは、あらかじめ、当該認定臨床研究審査委員会に実施計画を提出していた研究責任医師に、その旨を通知しなければならない。

→施行規則 94

施行通知３．（22）規則第 77 条関係

　　認定委員会設置者が規則第 77 条第 1 項の届出を行おうとするときは、あらかじめ、地方厚生局に相談すること。

　　廃止を予定する認定委員会設置者は、審査意見業務を行っている臨床研究の研究責任医師と調整を図り、研究責任医師等に生じる不都合や不利益が最小限になるよう努めた上で、当該臨床研究を引き継ぐ認定臨床研究審査委員会を選定すること。また、他の認定臨床研究審査委員会に引き継ぐ際には、当該研究責任医師と必要な事項を調整の上、引継ぎ先の認定臨床研究審査委員会へ当該臨床研究の概要を報告すること。

　　引継ぎ先の認定委員会設置者は、報告を受けた概要について委員に速やかに共有すること。

（認定臨床研究審査委員会の廃止後の手続）

第七十八条　認定委員会設置者は、その設置する認定臨床研究審査委員会を廃止したときは、速やかに、その旨を当該認定臨床研究審査委員会に実施計画を提出していた研究責任医師に通知しなければならない。

2　前項の場合において、認定委員会設置者は、当該認定臨床研究審査委員会に実施計画を提出していた研究責任医師に対し、当該臨床研究の実施に影響を及ぼさないよう、他の認定臨床研究審査委員会を紹介することその他の適切な措置を講じなければならない。

施行通知３．（23）規則第 78 条第 2 項関係

「その他の適切な措置」とは、当該臨床研究審査委員会に実施計画を提出していた研究責任医師等に対し、他の認定臨床研究審査委員会を紹介することに加え、当該他の認定臨床研究審査委員会が審査意見業務を行うに当たって必要な書類を提供すること等をいう。

（認定臨床研究審査委員会の認定証の返納）

第七十九条　認定委員会設置者は、法第三十一条第一項の規定により認定臨床研究審査委員会の認定の取消しを受けたとき、又は当該認定臨床研究審査委員会を廃止したときは、遅滞なく、厚生労働大臣に認定証を返納しなければならない。

（認定臨床研究審査委員会の審査意見業務）

第八十条　認定臨床研究審査委員会が、審査意見業務を行う場合には、第六十六条第二項第二号から第六号までに掲げる要件を満たさなければならない。

2　認定臨床研究審査委員会は、法第二十三条第一項第一号に規定する業務を行うに当たっては、技術専門員からの評価書を確認しなければならない。

3　認定臨床研究審査委員会は、審査意見業務（前項に掲げる業務を除く。）を行うに当たっては、必要に応じ、技術専門員の意見を聴かなければならない。

4　認定臨床研究審査委員会は、審査意見業務の対象となるものが、臨床研究の実施に重要な影響を与えないものである場合であって、当該認定臨床研究審査委員会の指示に従って対応するものである場合には、前三項の規定にかかわらず、業務規程に定める方法により、これを行うことができる。

5　認定臨床研究審査委員会は、法第二十三条第一項第二号又は第四号に規定する業務を行う場合であって、臨床研究の対象者の保護の観点から緊急に当該臨床研究の中止その他の措置を講ずる必要がある場合には、第一項及び第三項並びに第八十二条の規定にかかわらず、業務規程に定める方法により、当該認定臨床研究審査委員会の委員長及び委員長が指名する委員による審査意見業務を行い、結論を得ることができる。この場合において、当該認定臨床研究審査委員会は、後日、第八十二条の規定に基づき、認定臨床研究審査委員会の結論を得なければならない。

6　認定臨床研究審査委員会は、法第二十三条第一項第一号に規定する業務を行う場合であって、災害その他やむを得ない事由があり、かつ、保健衛生上の危害の発生若しくは拡大の防止又は臨床研究の対象者（臨床研究の対象者となるべき者を含む。）の保護の観点から、緊急に実施計画を提出し、又は変更する必要がある場合には、第一項及び第八十二条の規定にかかわらず、書面（電磁的記録（電子的方式、磁気的方式その他人の知覚によっては認識することができない方式で作られる記録をいう。第九十四条第一項において同じ。）を含む。）により審査意見業務を行い、結論を得ることができる。この場合において、当

該認定臨床研究審査委員会は、後日、当該臨床研究の実施にあたって留意すべき事項又は改善すべき事項について、第八十二条の規定に基づき、認定臨床研究審査委員会の結論を得なければならない。

施行通知3．(25) 規則第 80 条第 1 項関係
① 審査意見業務については、追って一般的な留意点を示す予定である。
② 審査意見業務については、テレビ会議等の双方向の円滑な意思疎通が可能な手段を用いて行うことは差し支えない。ただし、委員会に出席した場合と遜色のないシステム環境を整備するよう努めるとともに、委員長は適宜出席委員の意見の有無を確認する等、出席委員が発言しやすい進行について配慮すること。

施行通知3．(26) 規則第 80 条第 2 項関係
認定臨床研究審査委員会は、規則第 80 条第 2 項の規定に基づき、審査意見業務の対象となる疾患領域の専門家である技術専門員が当該臨床研究に対する評価を行った評価書を確認すること。

また、以下に掲げる場合において、それぞれ当該場合に応じた技術専門員からの評価書を確認するなど、必要に応じて臨床研究の特色に応じた専門家が当該臨床研究に対する評価を行った評価書を確認すること。技術専門員は、認定臨床研究審査委員会に出席することを要しない（委員会が必要と認めた場合、出席して意見を述べることを妨げるものではない）。委員会の委員が技術専門員を兼任して評価書を提出することができる。
① 未承認の医薬品が人に対して初めて用いられる場合、審査意見業務の対象となる臨床研究に用いる医薬品を承認された範囲を大きく上回る投与量で用いる場合、リスクが著しく増大すると考えられる場合その他必要と認められる場合においては、毒性学、薬力学、薬物動態学等の専門的な知識を有する臨床薬理学の専門家
② 医薬品等の有効性を検証するための臨床研究である場合その他統計学的な検討が必要と考えられる場合には、生物統計の専門家
③ 医療機器の臨床研究の場合は医療機器、臨床工学、材料工学の専門家、再生医療等製品の臨床研究の場合は再生医療等の専門家等

施行通知3．(27) 規則第 80 条第 3 項関係
疾病等報告、定期報告、重大な不適合報告その他必要があると認められる場合においては、認定臨床研究審査委員会の判断において技術専門員の評価書を確認すること。

施行通知3．(28) 規則第 80 条第 4 項関係
① 「臨床研究の実施に重要な影響を与えないものである場合」としては、例えば、実施計画における「特定臨床研究の進捗状況」の欄中「進捗状況」の

変更等が挙げられる。

② 「業務規程に定める方法」としては、例えば、委員長のみの確認をもって行う簡便な審査等が挙げられる。

③ 誤記については、内容の変更に該当する場合もあるため、認定臨床研究審査委員会の判断で簡便な審査とするかどうかを判断すること。

④ 「当該認定臨床研究審査委員会の指示に従って対応するもの」としては、例えば、認定臨床研究審査委員会で審査意見業務を行い承認を得る条件として誤記等の修正を指示した場合等が挙げられる。なお、内容の変更を伴わない誤記、進捗状況の変更等に関する審査意見業務については、あらかじめ、本規定に基づき業務規程に定める方法により行う旨を研究責任医師等に指示しておくことで、必ずしもその都度指示を行うことなく、簡便な審査で対応することが可能となる。

施行通知3．(29) 規則第80条第5項関係

① 重大な疾病等や不適合事案が発生した場合であって、臨床研究の対象者の保護の観点から緊急に措置を講じる必要がある場合においては、委員長と委員長が指名する委員による緊急的な審査で差し支えない。ただし、この場合においても審査意見業務の過程に関する記録を作成すること。

② 緊急的な審査において結論を得た場合にあっては、後日、認定臨床研究審査委員会の結論を改めて得ること。

施行通知3．(30) 規則第80条第6項関係

① 当分の間、以下に該当する臨床研究に係る審査意見業務を行う場合であって、テレビ会議を行うための環境を有さないなど、対面又はテレビ会議による開催が困難な場合は、「災害その他やむを得ない事由があり、かつ、保健衛生上の危害の発生若しくは拡大の防止又は臨床研究の対象者の保護の観点から、緊急に臨床研究を実施し、又は実施計画を変更する必要がある場合」に該当するものとする。

　(ア) 感染症など災害その他やむを得ない事由がある際に、保健衛生上の危害の発生又は拡大を防止するため、新たに緊急に実施する必要がある医薬品等の臨床研究

　(イ) 感染症など災害その他やむを得ない事由がある際に、当該事由に対するものに限定はされないが、生命の保護の観点から新たに緊急に実施する必要がある医薬品等の臨床研究

　(ウ) 既に実施している臨床研究であって、保健衛生上の危害の拡大を防止するため、あるいは生命の保護の観点から、緊急で実施計画を変更せざるを得ない臨床研究

② 書面により審査を行う場合においては、委員の出席を書面による確認に代えることができるのみであり、第80条第1項及び第2項並びに第82条の

規定を含め、そのほかの法及び規則で定める要件を満たす必要があることに留意すること。例えば、以下に留意すること。

　（ア）規則第 66 条第２項第２号から第６号までに掲げる要件を満たした委員全員から意見を聴く必要があること。

　（イ）新規の実施計画の審査意見業務においては、技術専門員からの評価書を確認する必要があること。

　（ウ）実施計画の変更の審査意見業務においては、必要に応じ、技術専門員の意見を聴く必要があること。

　（エ）結論を得るに当たっては、原則として、意見を聴いた委員の全員一致をもって行うよう努めること。ただし、意見を聴いた委員全員の意見が一致しないときは、意見を聴いた委員の過半数の同意を得た意見を当該認定臨床研究審査委員会の結論とすることができること。

③　書面による審査意見業務については、②を満たした上で、持ち回りによるメール等で委員の意見を聴くことを含むものであること。なお、この場合、審査意見業務に関する規程にあらかじめ定める方法により、実施することが望ましい。

④　認定臨床研究審査委員会は、後日、当該特定臨床研究の実施に当たって留意すべき事項又は改善すべき事項について結論を得なければならない。この場合、法第 17 条第１項に規定する定期報告までに、当該特定臨床研究に係る最新の科学的知見を反映させ、安全性が確保された特定臨床研究を実施することを目的として、対面による審査意見業務が可能になった段階で、速やかに意見を述べること。

⑤　書面による審査意見業務については、電磁的記録（電子的方式、磁気的方式その他人の知覚によっては認識することができない方式で作られる記録をいう。）によるものも含むこと。

（認定臨床研究審査委員会の判断及び意見）

第八十一条　次に掲げる認定臨床研究審査委員会の委員又は技術専門員は、審査意見業務に参加してはならない。ただし、第二号又は第三号に規定する委員又は技術専門員については、認定臨床研究審査委員会の求めに応じて、当該認定臨床研究審査委員会において意見を述べることを妨げない。

一　審査意見業務の対象となる実施計画に係る特定臨床研究の研究責任医師又は研究分担医師

二　審査意見業務の対象となる実施計画に係る特定臨床研究の研究責任医師と同一の医療機関の診療科に属する者又は過去一年以内に多施設で実施される共同研究（特定臨床研究に該当するもの及び医薬品医療機器等法第二条第十七項に規定する治験のうち、医師又は歯科医師が自ら実施するものに限る。）を実施していた者

三　審査意見業務を依頼した研究責任医師が属する医療機関の管理者

四　前各号に掲げる者のほか、審査意見業務を依頼した研究責任医師又は審査意見業務の対象となる特定臨床研究に関与する医薬品等製造販売業者等と密接な関係を有している者であって、当該審査意見業務に参加することが適切でない者

施行通知３．（31）規則第81条第２号関係

　　「多施設で実施される共同研究」を実施していた者とは、特定臨床研究の研究責任医師、医薬品医療機器等法における第 2 条第 17 項に規定する治験のうち、医師又は歯科医師が自ら実施するもの（いわゆる「医師主導治験」）の治験調整医師及び治験責任医師をいう。

施行通知３．（32）規則第81条第 4 号関係

　　「研究責任医師又は審査意見業務の対象となる特定臨床研究に関与する医薬品等製造販売業者等と密接な関係を有している者」には、研究責任医師、研究分担医師以外の審査意見業務の対象となる実施計画に係る特定臨床研究に従事する者、審査意見業務の対象となる特定臨床研究に関与する医薬品等製造販売業者等と雇用関係のある者などが含まれる。

　（認定臨床研究審査委員会の結論）

第八十二条　認定臨床研究審査委員会における審査意見業務に係る結論を得るに当たっては、出席委員全員から意見を聴いた上で、原則として、出席委員の全員一致をもって行うよう努めなければならない。ただし、認定臨床研究審査委員会において議論を尽くしても、出席委員全員の意見が一致しないときは、出席委員の過半数の同意を得た意見を当該認定臨床研究審査委員会の結論とすることができる。

施行通知３．（33）規則第82条関係

①　議論を尽くしても出席委員全員の意見が一致しない時は、出席委員の多数決によるが、大多数の同意を得た意見を結論とすることが望ましい。

②　認定臨床研究審査委員会の結論は、「承認」「不承認」「継続審査」のいずれかとすること。

③　認定臨床研究審査委員会の結論を得るに当たっては、原則として、出席委員全員の意見を聴いた上で、結論を得ること。全委員の意見聴取が困難な場合であっても、少なくとも、一般の立場の者である委員の意見を聴くよう配慮すること。

　（帳簿の備付け等）

第八十三条 認定委員会設置者は、法第二十三条第一項各号に掲げる業務に関する事項を記録するための帳簿を備えなければならない。

2 　認定委員会設置者は、前項の帳簿を、最終の記載の日から五年間、保存しなければならない。

施行通知3．（34）規則第83条関係

　　帳簿には、審査意見業務の対象となった研究ごとに、次に掲げる事項を記載すること。

① 　審査意見業務の対象となった臨床研究の研究責任医師等の氏名及び実施医療機関の名称

② 　審査意見業務を行った年月日

③ 　審査意見業務の対象となった臨床研究の名称

④ 　法第23条第1項第2号又は第3号の報告があった場合には、報告の内容

⑤ 　法第23条第1項第4号の意見を述べた場合には、意見を述べる必要があると判断した理由

⑥ 　述べた意見の内容

⑦ 　法第23条第1項第1号の審査意見業務を行った場合には、研究責任医師等が当該審査意見

　　業務の対象となった実施計画を厚生労働大臣に提出した年月日（規則第39条第2項の通知により把握した提出年月日）〔編注：⑦の「……当該意見」とそれに続く「業務の対象となった……年月日）のつながりは不明だが、通知のままである。〕

　　なお、帳簿の備付け及び保存については、「厚生労働省の所管する法令の規定に基づく民間事業者等が行う書面の保存等における情報通信の技術の利用に関する省令」に基づく電磁的記録の保存を行うことができること。

施行通知3．（35）規則第83条第2項関係

　　認定委員会設置者は、設置した認定臨床研究審査委員会を廃止した場合においても同条第1項の帳簿を、最終の記載の日から5年間、保存すること。

（委員等の教育又は研修）

第八十四条 認定委員会設置者は、年一回以上、委員等に対し、教育又は研修を受けさせなければならない。ただし、委員等が既に当該認定委員会設置者が実施する教育又は研修と同等の教育又は研修を受けていることが確認できる場合は、この限りでない。

施行通知3．（36）規則第84条関係

認定委員会設置者は、臨床研究の安全性及び科学的妥当性の観点から、臨床研究実施基準に照らして適切な審査ができるようにするために、認定臨床研究審査委員会の委員、技術専門員及び運営に関する事務を行う者に対し教育又は研修の機会を設け、受講歴を管理すること。なお、教育又は研修については、研究倫理、法の理解、研究方法等を習得することを目的とし、外部機関が実施する教育又は研修への参加の機会を確保することでも差し支えない。外部機関が実施する教育又は研修を受けさせる場合においても、受講歴を管理すること。

（認定臨床研究審査委員会の審査意見業務の記録等）

第八十五条　認定委員会設置者は、当該認定臨床研究審査委員会における審査意見業務の過程に関する記録を作成しなければならない。

2　認定委員会設置者は、審査意見業務に係る実施計画その他の審査意見業務を行うために研究責任医師から提出された書類、前項の記録（技術専門員からの評価書を含む。）及び認定臨床研究審査委員会の結論を審査意見業務に係る実施計画を提出した研究責任医師に通知した文書の写しを、当該実施計画に係る特定臨床研究が終了した日から五年間保存しなければならない。

3　認定委員会設置者は、第六十五条第一項に規定する申請書の写し及び同条第三項に規定する申請書の添付書類、業務規程並びに委員名簿を、当該認定臨床研究審査委員会の廃止後五年間保存しなければならない。

施行通知３．（37）規則第85条関係

　　認定委員会設置者は、以下の事項を含む審査等業務の過程に関する記録を作成すること。なお、当該作成については、「厚生労働省の所管する法令の規定に基づく民間事業者等が行う書面の保存等における情報通信の技術の利用に関する省令」に基づく電磁的記録の作成を行うことができること。

①　開催日時

②　開催場所

③　議題

④　実施計画を提出した研究責任医師等の氏名及び実施医療機関の名称

⑤　審査意見業務の対象となった実施計画を受け取った年月日

⑥　審査意見業務に出席した者の氏名及び評価書を提出した技術専門員の氏名

⑦　審議案件ごとの審査意見業務への関与に関する状況（審査意見業務に参加できない者が、委員会の求めに応じて意見を述べた場合は、その事実と理由を含む。）

⑧　結論及びその理由（出席委員の過半数の同意を得た意見を委員会の結論とした場合には、賛成・反対・棄権の数）を含む議論の内容（議論の内容については、質疑応答などのやりとりの分かる内容を記載すること。）

　　認定委員会設置者は、認定臨床研究審査委員会の開催ごとの審査意見業務の過程に関する概要を、開催後速やかに当該認定臨床研究審査委員会のホームページで公表すること。

施行規則3.（38）規則第85条第2項関係

①　規則第85条第2項の保存は、認定臨床研究審査委員会を廃止した場合においても、当該認定臨床研究審査委員会が審査意見業務を行った実施計画に係る臨床研究が終了した日から5年間保存すること。

②　規則第85条第2項の保存は、臨床研究ごとに整理し保存すること。

③　規則第85条第2項の保存は、「厚生労働省の所管する法令の規定に基づく民間事業者等が行う書面の保存等における情報通信の技術の利用に関する省令」に基づく電磁的記録の保存を行うことができること。

施行通知3.（39）規則第85条第3項関係

①　最新の業務規程及び委員名簿については、当該認定臨床研究審査委員会の廃止後5年間保存すること。

②　改正前の業務規程及び委員名簿については、当該業務規程等に基づき審査意見業務を行った全ての臨床研究が終了した日から5年間保存することで差し支えない。

③　規則第85条第3項の保存は、「厚生労働省の所管する法令の規定に基づく民間事業者等が行う書面の保存等における情報通信の技術の利用に関する省令」に基づく電磁的記録の保存を行うことができること。

（運営に関する情報の公表）

第八十六条　認定委員会設置者は、研究責任医師が、認定臨床研究審査委員会に関する情報を容易に収集し、効率的に審査意見業務を依頼することができるよう、認定臨床研究審査委員会の審査手数料、開催日程及び受付状況を公表しなければならない。

（特定臨床研究以外の臨床研究に係る認定臨床研究審査委員会の業務）

第八十七条　認定臨床研究審査委員会は、法第二十一条の規定により臨床研究の実施に関する計画に係る意見を求められ、これに応じた場合には、審査意見業務に準じて法第二十三条第一項各号に掲げる業務と同様の業務を行うよう努めなければならない。

　　　　第四章　臨床研究に関する資金等の提供

（契約で定める事項）

第八十八条　法第三十二条の厚生労働省令で定める事項は、次に掲げるものとす

る。

一　契約を締結した年月日

二　特定臨床研究（法第二条第二項第一号に掲げるものに限る。以下この条、次条、第九十条及び第九十一条の二において同じ。）の実施期間

三　研究資金等の提供を行う医薬品等製造販売業者等及び実施医療機関の名称及び所在地

四　特定臨床研究を実施する研究責任医師及び研究代表医師の氏名

五　特定臨床研究についての研究資金等の支払の時期

六　法第三十三条に定める研究資金等の提供に関する情報等の公表に関する事項

七　特定臨床研究の成果の取扱いに関する事項

八　医薬品等の副作用、有効性及び安全性に関する情報の提供に関する事項

九　第二十四条第一項に規定する厚生労働省が整備するデータベースへの記録による公表に関する事項

十　特定臨床研究の対象者に健康被害が生じた場合の補償及び医療の提供に関する事項

十一　第二十一条第一項に規定する利益相反管理基準及び同条第三項に規定する利益相反管理計画の作成等に関する事項

十二　次条第二号に規定する研究の管理等を行う団体における実施医療機関に対する研究資金等の提供に係る情報の提供に関する事項（医薬品等製造販売業者等が当該団体と契約を締結する場合に限る。）

十三　その他研究資金等の提供に必要な事項

施行通知4．(2) 規則第88条関係

①　研究資金等の提供に係る契約は、契約書（電磁的記録媒体を含む。以下同じ。）に次に定める事項を含めること。なお、当該事項については、必ずしも一の契約書に全て含めなくとも差し支えない。

　　また、多施設共同研究を行う場合、実施医療機関の名称や所在地等、研究資金等の提供に係る契約の締結時点では把握できない事項については、把握した段階で速やかに契約を変更等すること。

　注　以下（イ）中「特定臨床研究の内容」及び（オ）中「研究資金等の額、内容」は規則第88条に規定されていないが、法第32条に規定されており、契約で締結しなければならない事項である。

　（ア）契約を締結した年月日

　（イ）特定臨床研究の内容及び実施期間

　　　　特定臨床研究の内容は、研究目的及び趣旨等、その概要の記載又は計画書の添付でも差し支えない。

（ウ）研究資金等の提供を行う医薬品等製造販売業者等の名称及び所在地並びに実施医療機関の名称及び所在地

　　規則第 88 条第 3 号に定める事項が明らかになるのであれば署名又は記名押印でも差し支えない。

（エ）特定臨床研究を実施する研究責任医師及び研究代表医師の氏名

（オ）特定臨床研究についての研究資金等の額、内容及び支払いの時期

　　　ⅰ）規則第 88 条第 5 号は、研究資金等の提供の条件を明確にする趣旨である。

　　　ⅱ）契約書には研究資金等の総額等の概算を記載し、明細書を添付することでも差し支えない。

（カ）法第 33 条に定める研究資金等の提供に関する情報等の公表に関する事項実施医療機関及び研究の管理等を行う団体（以下「実施医療機関等」という。）が有する、研究責任医師の所属及び異動情報並びに jRCT に記録される識別番号等、法第 33 条の規定に基づく公表に必要な情報を医薬品等製造販売業者等に対して提供する旨を記載すること。記載に当たっては、医薬品製造販売業者等が同条に基づき資金提供の情報を公表することについて、当該実施医療機関等の確認を取ること。また、当該実施医療機関等は医薬品等製造販売業者等の求めに応じ、速やかに当該情報を提供すること。

（キ）特定臨床研究の成果の取扱いに関する事項

　　　ⅰ）規則第 88 条第 7 号は、特定臨床研究の結果得られたデータや特許権の帰属に係る情報について記載する旨である。なお、特許権等について医薬品等製造販売業者等又は研究責任医師のいずれに帰属するかを決めず、当該帰属の取扱いについてのみ定めることでも差し支えない。

　　　ⅱ）規則第 88 条第 7 号は、研究結果の公表に係る事項を含むものである。

（ク）医薬品等の副作用、有効性及び安全性に関する情報の提供に関する事項

　　　ⅰ）規則第 88 条第 8 号は、医薬品等製造販売業者等が実施計画中の医薬品等の概要及び規則第 25 条第 2 項第 1 号に規定する情報を実施医療機関等に提供し、研究責任医師が法第 13 条及び第 14 条の規定に基づき認定臨床研究審査委員会等へ報告した場合、その情報を医薬品等製造販売業者等にも直ちに報告する旨である。

　　　ⅱ）契約に基づかない臨床研究（法第 2 条第 2 項第 1 号に掲げる特定臨床研究以外のものをいう。）であっても、疾病等の情報を当該臨床研究に用いる医薬品等の医薬品等製造販売業者に情報提供するととも

に、当該医薬品等製造販売業者から当該医薬品等の安全性に係る情報の提供を受けられるよう努めること。

（ケ）規則第 24 条第 1 項に規定する厚生労働省が整備するデータベースへの記録による公表に関する事項

規則第 88 条第 9 号は、研究責任医師が規則第 24 条第 1 項の規定に基づき、研究責任医師が適切に必要事項を公表しなければならない旨である。

（コ）特定臨床研究の対象者に健康被害が生じた場合の補償及び医療の提供に関する事項規則第 88 条第 10 号は、研究責任医師が規則第 20 条の規定に基づき、必要な措置を適切に講じておかなければならない旨である。

また、当該措置に係る費用負担について医薬品等製造販売業者等と実施医療機関等との間で協議した上で当該費用負担について契約書に記載すること。

（サ）規則第 21 条第 1 項に規定する利益相反管理基準及び同条第 3 項に規定する利益相反管理計画の作成等に関する事項

規則第 88 条第 11 号は、研究責任医師が規則第 21 条の規定に基づき、利益相反管理基準等の作成等を適切に行わなければならない旨である。

（シ）規則第 89 条第 2 号に規定する研究の管理等を行う団体における実施医療機関に対する研究資金等の提供に係る情報の提供に関する事項（医薬品等製造販売業者等が当該団体と契約を締結する場合に限る。）

ⅰ）規則第 88 条第 12 号は、当該団体が実施医療機関と締結する契約について、当該実施医療機関が法第 33 条の情報公表に必要な情報を当該団体に提供する旨を当該契約に係る契約書に必ず記載する等、医薬品等製造販売業者等が法第 33 条の情報公表を行うに当たり必要な事項を記載する旨である。

ⅱ）このため、当該団体は、医薬品等製造販売業者等の求めに応じ、速やかに当該情報を当該医薬品等製造販売業者等に提供すること。

（ス）その他研究資金等の提供に必要な事項

ⅰ）提供した研究資金等に余剰が発生した場合の取扱いについて取り決めておくこと。

ⅱ）研究資金等のほか、医薬品等製造販売業者等が実施医療機関に提供する労務提供及び物品の内容について記載すること。

② 医薬品等を用いることが再生医療等の安全性の確保等に関する法律（平成 25 年法律第 85 号。以下「再生医療等安全性確保法」という。）第 2 条第 1 項に規定する再生医療等に該当する場合は以下のとおりとする。

（ア）この場合の規則第 88 条第 9 号に規定する事項については、当分の間「「再生医療等の安全性の確保等に関する法律」、「再生医療等の安全性

の確保等に関する法律施行令」及び「再生医療等の安全性の確保等に関する法律施行規則」の取扱いについて」（平成 26 年 10 月 31 日医政研発 1031 第 1 号厚生労働省医政局研究開発振興課長通知）Ⅴに基づき「公開データベース」に再生医療等を行う医師又は歯科医師が適切に必要事項を公表しなければならない旨である。

（イ）また、規則第 88 条第 11 号に規定する事項については、規則第 21 条の規定ではなく、「「再生医療等の安全性の確保等に関する法律」に基づき研究を実施するに当たり留意すべき事項について」（平成 27 年 9 月 15 日医政研発 0915 第 1 号厚生労働省医政局研究開発振興課長通知）1 に基づき、研究者等が利益相反管理基準等の作成等を適切に行わなければならない旨である。

（特殊の関係のある者）

第八十九条　法第三十三条の厚生労働省令で定める特殊の関係のある者は、次に掲げるものとする。

一　次に掲げる者であって、特定臨床研究を実施する研究責任医師が所属するもの。

　イ　医療機関

　ロ　学校教育法（昭和二十二年法律第二十六号）による大学（学部、研究科、大学院、大学院の研究科及び大学附置の研究所を含む。）その他の研究機関

　ハ　第六十四条第一項第一号から第三号に掲げる団体

二　研究の管理等を行う団体（特定臨床研究についての研究資金等の管理又は特定臨床研究の支援、受託若しくは複数の医療機関における事務の統括管理を行う団体を介して医薬品等製造販売業者等が当該特定臨床研究の実施医療機関に研究資金等を提供する場合の当該団体をいう。次条において同じ。）

施行通知 4.（4）規則第 89 条関係

①　研究責任医師が実施医療機関以外の団体（研究の管理等を行う団体等をいう。）の役員となっている場合や雇用関係にある場合、当該団体も特殊の関係のある者であることに留意すること。このため、研究責任医師の所属情報について、法第 33 条に基づく契約において当該情報を実施医療機関等が医薬品等製造販売業者等に提供する旨を契約書に記載しておくこと。

②　「研究資金等の管理を行う団体」とは、実施医療機関が指定した場合など、医薬品等製造販売業者が実施医療機関に対して研究資金等を直接提供できない場合に当該実施医療機関における研究資金等を管理する法人をいう。

③　「臨床研究の支援、受託を行う団体」とは、治験施設支援機関や医薬品開発受託機関等、臨床研究や治験実施の支援又は受託を行う法人をいう。

④　「複数の医療機関における事務の統括管理を行う団体」とは、特定臨床研究を多施設共同研究として行う場合に、参加医療機関の募集や法に基づく必要な通知等を行う等、当該特定臨床研究の実施に係る必要な手続きを統括管理する団体をいう。

⑤　公益財団法人等（以下⑤において「法人」という。）が医薬品等製造販売業者等からの寄附等により、臨床研究の公募を行う場合、以下に掲げるいずれにも該当する場合を除き、当該法人の公募により、結果として、寄附等を行った医薬品等製造販売業者が製造販売をし、又はしようとする医薬品等を用いる臨床研究の研究資金等として提供された場合も特定臨床研究に該当する。この場合、当該法人も研究の管理等を行う団体に該当する。

（ア）法人が、当該法人が行う資金提供が不特定多数の者の利益の増進に寄与することを主たる目的である旨を当該法人の有するウェブサイト等で公表していること

（イ）公募対象となる研究課題が実質的に特定の医薬品等製造販売業者の医薬品等に限定されていないこと

（ウ）公募対象となる研究者等が実質的に特定の研究者又は特定の医療機関に限定されていないこと

（エ）ウェブサイトによって公募を行うなど、公募の機会が一般に開かれていること

（オ）助成の選考が公正に行われること

（カ）専門家など選考に適切な者が選考に関与していること

（キ）資金提供をした対象者、内容等を公表していること

（ク）法人が資金提供をした対象者から、当該資金提供によって実施された臨床研究の成果についての報告を得ること

（ケ）法人が以上（ア）～（ク）を満たしている旨を当該法人の有するウェブサイト等で公表していること

（公表する情報）

第九十条　法第三十三条の厚生労働省令で定める情報は、次の表の上欄に掲げる事項の区分に応じて、それぞれ同表の下欄に掲げるもの（前事業年度分に限る。）とする。

研究資金等（研究の管理等を行う団体（医薬品等製造販売業者等が特定臨床研究についての研究資金等を提供したものに限る。）が当該特定臨床研究の実施医療機関に提	一　第二十四条第一項に規定する厚生労働省が整備するデータベースに記録される識別番号 二　提供先 三　実施医療機関

供した研究資金等を含む。)	四　各特定臨床研究における研究の管理等を行う団体及び実施医療機関ごとの契約件数 五　各特定臨床研究における研究の管理等を行う団体及び実施医療機関ごとの研究資金等の総額
寄附金（特定臨床研究の実施期間及び終了後二年以内に当該特定臨床研究を実施する研究責任医師又は第八十九条に規定する当該研究責任医師と特殊の関係のある者に提供したものに限り、当該研究責任医師に提供されないことが確実であると認められるものを除く。）	一　提供先 二　提供先ごとの契約件数 三　提供先ごとの提供総額
原稿執筆及び講演その他の業務に対する報酬（特定臨床研究の実施期間及び終了後二年以内に当該特定臨床研究を実施する研究責任医師に提供したものに限る。）	一　業務を行う研究責任医師の氏名 二　研究責任医師ごとの業務件数 三　研究責任医師ごとの業務に対する報酬の総額

施行通知 4.（5）規則第 90 条関係

①　公表する情報は、各医薬品等製造販売業者等の事業年度ごとにまとめて公表すること。

②　公表する情報は、研究資金等、寄附金並びに原稿執筆及びその他の業務に対する報酬（以下「原稿執筆料等」という。）であり、講演に伴う交通費や会場費などの情報提供関連費や接遇費、労務提供、物品については公表の対象外であること。

③　「研究資金等」とは、法第 2 条第 2 項第 1 号及び規則第 4 条に規定するものをいい、特定臨床研究に関する資金であって、それ以外のものについての研究資金は含まれないこと。

④　研究資金等、寄附金及び原稿執筆料等については、原則として、それぞれ区別し、各項目ごとにまとめて公表すること。ただし、特定臨床研究の件数が少ない等、公表すべき情報が少ない場合にあってはこの限りでなく、一の特定臨床研究ごとに研究資金等、寄附金及び原稿執筆料等の情報を公表して

差し支えない。

　なお、寄附金については、一般寄附金、奨学寄附金として、原稿執筆料等については、原稿執筆料、講師謝金、その他の業務に対する報酬として詳細に区分し、公表しても差し支えない。

⑤　研究資金等の情報の公表については、以下のとおりとする。

（ア）一の特定臨床研究ごとに規則第 90 条の表研究資金等の項下欄に掲げる事項について公表すること。

（イ）jRCT に記載される識別番号が付与されていない場合は、規則第 90 条の表研究資金等の項下欄第一号は空欄とし、付与後、速やかに当該番号を公表すること。

（ウ）「提供先」とは、医薬品等製造販売業者等が研究資金等を支払う際の契約の相手方をいう。

（エ）「実施医療機関」は、医療機関の診療科などできる限り詳細な名称まで公表すること。

（オ）研究の管理等を行う団体から実施医療機関に提供された研究資金等の額についても公表しなければならないこと。

（カ）医薬品等を用いることが再生医療等安全性確保法第 2 条第 1 項に規定する再生医療等に該当する場合は、規則第 90 条の表研究資金等の項下欄第一号については空欄でも差し支えない。

⑥　寄附金の情報の公表については、以下のとおりとすること。

（ア）「寄附金」とは、寄附金を提供する医薬品等製造販売業者等が製造販売をし、又はしようとする医薬品等に係る臨床研究の実施とは直接関係のない金銭の贈与をいう。

（イ）「特定臨床研究を実施する研究責任医師に提供されないことが確実であると認められるもの」とは、例えば研究責任医師が所属する医療機関に対する支払いであって当該医師が所属していない診療科に対する支払いであることが明確化されている場合のものや、寄附金を提供する際に「特定臨床研究実施医療機関は、寄附金を研究資金等その他研究責任医師が利用できる資金として扱わない」旨の書面を交わすといった、研究責任医師が研究資金等又は個人が利用できる資金として利用し得ないものをいう。

（ウ）「提供先」とは、寄附金を提供する際の契約書等の宛名をいう。

（エ）「契約件数」とは、寄附申込書等の提出によって寄附金を提供する場合にあっては、申込書等の提出回数をいう。

⑦　原稿執筆料等の情報の公表については以下のとおりとする。

（ア）「その他の業務に対する報酬」とは、広告の監修、コンサルティング等の委託業務に対する報酬をいう。

（イ）「業務件数」とは、原則として、業務を委託する際の契約の件数ではなく、実際に行った業務の回数をいう。ただし、委託する業務が断続的に行われるものであり、業務の回数が明確でないといったやむを得ない場合には、契約回数でも差し支えない。

（ウ）「業務に対する報酬」とは、医薬品等製造販売業者等が業務を行った研究責任医師に支払うものをいい、当該研究責任医師が所属する機関を経由して支払われるものも含む。当該研究責任医師が所属する機関を経由して支払われる場合、原則として当該研究責任医師が実際に受け取った額を公表することが望ましいが、やむを得ない場合は当該医薬品等製造販売業者等が当該機関に支払った額を公表しても差し支えない。なお、業務を行った研究責任医師の指示により、当該研究責任医師ではなく、当該研究責任医師と関係のある機関や個人に対し、当該業務の対価として支払われる報酬も法第 33 条に基づき公表しなければならない報酬に含まれる。ただし、当該業務を行った時間に対して当該研究責任医師が所属する機関から通常の賃金として当該研究責任医師に支払われるものは含まれない。

⑧　特定臨床研究の実施期間中に当該特定臨床研究の研究責任医師が他の機関に異動した場合、異動後に当該研究責任医師に対して支払われる原稿執筆料等及び当該他の機関に対して支払われる寄附金等は公表の対象外である。

　　また、特定臨床研究の終了後に当該特定臨床研究の研究責任医師が他の機関に異動した場合は、当該研究責任医師に対して支払われる原稿執筆料等及び当該他の機関に対して支払われる寄附金は公表の対象内であり、当該特定臨床研究の実施医療機関に対する寄附金の支払いは対象外である。

（公表時期）

第九十一条　法第三十三条による公表は、毎事業年度終了後一年以内に行わなければならない。

2　前項の規定による公表の期間は、公表した日から五年間とする。

施行通知 4．(6) 規則第 91 条関係

①　公表期間は 5 年間を超えても差し支えない。

②　過去の公表情報における研究責任医師の所属情報等が公表後に変更した場合、修正を行う必要はない。

（特定臨床研究が再生医療等に該当する場合についての読替規定）

九十一条の二　特定臨床研究が再生医療等の安全性の確保等に関する法律（平成二十五年法律第八十五号）第二条第一項に規定する再生医療等に該当する場合

の第八十八条及び第九十条の規定の適用については、第八十八条第九号中「第二十四条第一項に規定する厚生労働省が整備するデータベースへの記録による公表」とあるのは「再生医療等の安全性の確保等に関する法律施行規則（平成二十六年厚生労働省令第百十号）第八条の九第一項に規定する厚生労働省が整備するデータベースへの記録による公表」と、同条第十一号中「第二十一条第一項に規定する利益相反管理基準及び同条第三項に規定する利益相反管理計画の作成等」とあるのは「再生医療等の安全性の確保等に関する法律施行規則第八条の八第一項に規定する利益相反管理基準及び同条第三項に規定する利益相反管理計画の作成等」と、第九十条の表中「第二十四条第一項に規定する厚生労働省が整備するデータベースに記録される識別番号」とあるのは「再生医療等の安全性の確保等に関する法律施行規則第八条の九第一項に規定する厚生労働省が整備するデータベースに記録される識別番号」とする。

第五章　雑則

（身分を示す証明書）

九十一条の三　法第三十五条第二項に規定する身分を示す証明書は、様式第十四によるものとする。

（権限の委任）

第九十二条　法第三十六条第一項の規定により、次に掲げる厚生労働大臣の権限は、地方厚生局長に委任する。ただし、厚生労働大臣が第四号、第六号、第七号及び第十三号から第十五号までに掲げる権限を自ら行うことを妨げない。

　一　法第五条第一項に規定する権限

　二　法第六条第一項及び第三項に規定する権限

　三　法第八条に規定する権限

　四　法第十六条第二項（同条第六項において準用する場合を含む。）に規定する権限

　五　法第十八条第一項及び第二項に規定する権限

　六　法第十九条に規定する権限

　七　法第二十条第一項及び第二項に規定する権限

　八　法第二十三条第一項、第二項及び第四項（同条第二項及び第四項の規定を法第二十五条第三項及び第二十六条第六項において準用する場合を含む。）並びに第五項（法第二十五条第三項及び第五項において準用する場合を含む。）に規定する権限

　九　法第二十五条第一項、第二項及び第四項に規定する権限

　十　法第二十六条第三項に規定する権限

十一　法第二十七条第一項及び第二項に規定する権限

十二　法第二十九条に規定する権限

十三　法第三十条第一項及び第二項に規定する権限

十四　法第三十一条第一項及び第二項に規定する権限

十五　法第三十五条第一項に規定する権限

十六　法附則第五条第二項に規定する権限

2　第二十四条第五項（同条第七項において準用する場合を含む。）、第六十七条、第七十四条、第七十五条第一項及び第二項並びに第七十九条に規定する厚生労働大臣の権限は地方厚生局長に委任する。ただし、厚生労働大臣が第七十九条に規定する権限を自ら行うことを妨げない。

（邦文記載）

第九十三条　厚生労働大臣又は機構に提出する計画、申請書、届書その他の書類は、英語による記載を求める事項を除き、邦文で記載されていなければならない。ただし、特別の事情により邦文をもって記載することができない書類であって、その翻訳文が添付されているものについては、この限りでない。

（電磁的記録媒体による手続）

第九十四条　次の表の上欄に掲げる規定中同表の下欄に掲げる厚生労働大臣に提出する書類については、これらの書類の各欄に掲げる事項を記録した電磁的記録媒体（電磁的記録であって、電子計算機による情報処理の用に供されるものに係る記録媒体をいう。以下同じ。）をもってこれらの書類に代えることができる。

第二十四条第五項	総括報告書の概要
第三十九条第一項	様式第一による計画
第四十一条	様式第二による届書
第四十三条	様式第三による届書
第四十五条第一項	様式第四による届書
第六十五条第一項	様式第五による申請書
第六十九条	様式第七による申請書
第七十一条	様式第八による届書
第七十三条第一項	様式第九による届書
第七十四条	様式第十による申請書
第七十五条第一項	様式第十一による申請書
第七十六条第一項	様式第十二による申請書
第七十七条第一項	様式第十三による届書

2　前項の規定により同項の表の下欄に掲げる書類に代えて電磁的記録媒体が提出される場合においては、当該電磁的記録媒体は当該書類とみなす。

（電磁的記録媒体に記載する事項）
第九十五条　第九十四条第一項の電磁的記録媒体には、次に掲げる事項を記載しなければならない。
一　提出者、申請者又は届出をする者の氏名
二　提出年月日、申請年月日又は届出年月日

（電子情報処理組織による手続）
第九十六条　法第五条第二項（法第六条第二項において準用する場合を含む。）及び法第二十三条第三項（法第二十五条第三項及び第二十六条第六項において準用する場合を含む。）並びに第二十四条第五項（同条第七項において準用する場合を含む。）の規定による書類の添付は電子情報処理組織（厚生労働省の使用に係る電子計算機と、これらの規定による添付をしようとする者の使用に係る入出力装置とを電気通信回線で接続した電子情報処理組織をいう。）を用いて入力し、送信することをもってこれらの書類に代えることができる。

　　　附　則　抄
（施行期日）
第一条　この省令は、法の施行の日（平成三十年四月一日）から施行する。ただし、附則第九条の規定は、公布の日から施行する。
（経過措置）
第二条　法の施行の際現に特定臨床研究を実施する研究責任医師が実施する当該特定臨床研究の実施計画についての法第二十三条第一項第一号の規定による審査意見業務（法第六条第二項において準用する法第五条第三項の規定により意見を求められた場合を除く。）は、第八十条第一項及び第二項並びに第八十二条の規定にかかわらず、書面によりこれを行うことができる。
第三条　第九十一条第一項の規定は、平成三十年十月一日以後に開始する事業年度から適用する。

施行通知５．（1）規則附則第２条関係
①　本条の規定は、法の施行の際現に特定臨床研究を実施する研究責任医師が実施する当該特定臨床研究の実施計画について、認定臨床研究審査委員会の審査意見業務が必要となる事項は、当該特定臨床研究の進捗状況に応じ、書面による審査が可能であることを規定したものである。「進捗状況に応じ、必要な事項」とは、次の区分ごとに掲げる事項をいう。
　（ア）当該特定臨床研究の開始から症例登録終了（臨床研究に参加する全て

の対象者を決定することをいう。）までの間

　　規則第 14 条第 1 号、第 5 号及び第 6 号、第 8 号から第 12 号まで、第 16
号及び第 17 号並びに 2. 法第 2 章関係（11）規則第 14 条第 1 号から第 18
号まで関係⑱（ア）

（イ）症例登録終了から観察期間終了（当該特定臨床研究における全ての評
価項目の確認が終了することをいう。）までの間

　　規則第 14 条第 1 号、第 6 号、第 8 号から第 12 号まで及び 2. 法第 2
章関係（11）規則第 14 条第 1 号から第 18 号まで関係⑱（ア）

（ウ）観察期間終了からデータ固定（統計解析に用いるデータをその後変更
しないものとして確定することをいう。）するまでの間

　　規則第 14 条第 1 号、第 9 号及び第 11 号並びに 2. 法第 2 章関係（11）
規則第 14 条第 1 号から第 18 号まで関係⑱（ア）

（エ）データ固定から研究終了までの間

　　規則第 14 条第 1 号、第 9 号及び 2. 法第 2 章関係（11）規則第 14 条
第 1 号から第 18 号まで関係⑱（ア）

② 　法施行前から継続して実施している臨床研究については、経過措置期間中
（特定臨床研究については認定臨床研究審査委員会の審査を受け、厚生労働
大臣に実施計画を提出するまでの間）、法施行前に適用を受けていた指針等
を遵守すること。法施行から適用される事項については、法の規定に従って
実施すること。

③ 　法の施行の際現に特定臨床研究を実施する研究責任医師が実施する当該特
定臨床研究の実施計画について、認定臨床研究審査委員会の意見を聴こうと
するときは、次に掲げる書類を当該認定臨床研究審査委員会に提出すること。

　（ア）実施計画

　（イ）法施行前に適用を受けていた指針等に基づき作成した研究計画書

　　　規則第 14 条に掲げる研究計画書に記載する事項に合わせた再作成を
しなくても差し支えない。

　（ウ）法施行前に適用を受けていた指針等に基づき作成した説明同意文書

　　　実施医療機関ごとに作成されている説明同意文書は、一の様式に再作
成しなくても差し支えない。

　（エ）利益相反管理基準及び利益相反管理計画（規則第 21 条第 1 項第 1 号
に規定する関与に関する事項に限る。）

　（オ）その他法施行前に適用を受けていた指針等に基づき倫理的及び科学的
観点から審査意見業務を行う委員会に提出した書類

④ 　法の施行の際現に特定臨床研究を実施している者が実施する当該特定臨床
研究について、施行日から起算して 1 年を経過する日までの間に研究が終了
した場合は、法施行前までに審査を行っていた委員会に、法施行前までに適

用されていた指針等に基づき終了の報告を行うこととして差し支えない。

施行通知5．（2）規則附則第3条関係

　　法第33条の公表は、平成30年10月1日以後に開始する事業年度分について、当該事業年度終了後1年以内に行わなければならない。

　　　附　則（平成30年11月30日厚生労働省令第140号）

　（施行期日）

第一条　この省令は、平成三十一年四月一日から施行する。ただし、附則第四条の規定は、公布の日から施行する。

　（経過措置）

第二条　この省令の施行の際現に再生医療等の安全性の確保等に関する法律（平成二十五年法律第八十五号。以下「法」という。）に基づき行われる再生医療等に対するこの省令による改正後の再生医療等の安全性の確保等に関する法律施行規則（以下「新施行規則」という。）第二章の規定（第二十条の二及び第二十六条の二から第二十六条の十三までを除く。）の適用については、この省令の施行の日（以下「施行日」という。）から起算して一年を経過する日までの間（当該期間内に法第五条第一項の規定に基づき、厚生労働大臣に対して新施行規則第四条に規定する再生医療等提供基準に適合した変更後の再生医療等提供計画を提出した場合にあっては、当該提出までの間）は、なお従前の例による。

2　認定再生医療等委員会は、前項の規定による再生医療等提供計画の変更についての法第二十六条第一項第一号の規定による業務を行うに当たっては、新施行規則第六十四条の二第一項に規定する技術専門員からの評価書を確認しなければならない。この場合において、同条第二項の規定は、適用しない。

3　第一項の規定による再生医療等提供計画の変更についての法第二十六条第一項第一号の規定による業務は、新施行規則第六十三条、第六十四条及び第六十五条第二項の規定にかかわらず、書面によりこれを行うことができる。

第三条　この省令の施行の際現に細胞提供者又は代諾者からこの省令による改正前の再生医療等の安全性の確保に関する法律施行規則第七条第六号又は第七号の同意を得ている細胞を用いて再生医療等を行う場合の新施行規則第七条第六号及び第七号の規定の適用については、なお従前の例による。

　（施行前の準備）

第四条　厚生労働大臣は、施行日以後に法第二十六条第四項の認定を受けようとする者から当該認定の申請があった場合又はこの省令の施行の際現に存する法第二十六条第五項第一号に規定する認定委員会設置者から法第二十七条第三項において準用する第二十六条第二項の変更の認定の申請があった場合においては、施行日前においても、新施行規則第四十四条から第四十九条までの規定の

例により、法第二十六条第四項（法第二十七条第三項において準用する場合を含む。以下同じ。）の認定及び法第二十六条第五項の公示をすることができる。この場合において、その認定は施行日において厚生労働大臣が行った法第二十六条第四項の認定と、その公示は施行日において厚生労働大臣が行った法第二十六条第五項の公示とみなす。

　（厚生労働省の所管する法令の規定に基づく民間事業者等が行う書面の保存等における情報通信の技術の利用に関する省令の一部改正）

第五条　〔略〕

　　　　附　則（令3・1・29厚労令15）抄

　（施行期日）

第一条　この省令は、医薬品、医療機器等の品質、有効性及び安全性の確保等に関する法律等の一部を改正する法律（以下「改正法」という。）附則第一条第二号に規定する規定の施行の日（令和三年八月一日）から施行する。

　　　　附　則（令4・3・29厚労令47）

　（施行期日）

第一条　この省令は、令和四年四月一日から施行する。

　（様式に関する経過措置）

第二条　この省令の施行の際現にあるこの省令による改正前の様式は、この省令による改正後の様式とみなす。

　（臨床研究審査委員会の認定の要件に関する経過措置）

第三条　この省令の施行の際現に存する臨床研究法（平成二十九年法律第十六号。以下「法」という。）第二十三条第五項第一号に規定する認定委員会設置者がこの省令の施行の日以後最初に受ける法第二十六条第二項に規定する有効期間の更新に係るこの省令による改正後の臨床研究法施行規則第六十六条第四項第五号の規定の適用については、次の各号に掲げる期間の区分に応じ、当該各号に定めるところによる。

　一　更新前の有効期間のうち、この省令の施行の日を含む年以前の期間　同号イ中「年七回」とあるのは「年十一回」とし、同号ロの規定は適用しない。

　二　更新前の有効期間のうち、この省令の施行の日を含む年後の期間　同号ロ中「年一以上、かつ有効期間を通じて六以上」とあるのは「年一以上」とする。

　　　　附　則（令4・5・20厚労令84）

　（施行期日）

1　この省令は、医薬品、医療機器等の品質、有効性及び安全性の確保等に関する法律等の一部を改正する法律（令和四年法律第四十七号）の公布の日〔5月20

日〕から施行する。

（様式に関する経過措置）

2　この省令の改正の際現にあるこの省令による改正前の様式（次項において「旧様式」という。）により使用されている書類は、この省令による改正後の様式によるものとみなす。

3　この省令の施行の際現にある旧様式による用紙については、当分の間、これを取り繕って使用することができる。

　　　附　則（令4・6・24厚労令97）
この省令は、令和四年六月二十八日から施行する。

　　　附　則（令4・9・30厚労令140）
（施行期日）
第一条　この省令は、公布の日から施行する。
（経過措置）
第二条　医薬品の製造販売業者、医療機器の製造販売業者又は再生医療等製品の製造販売業者が、この省令による改正前の臨床研究法施行規則第二条第三号から第五号までに掲げる製造販売後調査等（医薬品の製造販売後の調査及び試験の実施の基準に関する省令（平成十六年厚生労働省令第百七十一号）第二条第一項第三号、医療機器の製造販売後の調査及び試験の実施の基準に関する省令（平成十七年厚生労働省令第三十八号）第二条第一項第三号及び再生医療等製品の製造販売後の調査及び試験の実施の基準に関する省令（平成二十六年厚生労働省令第九十号）第二条第一項第三号に掲げるものに限る。）を実施する場合は、この省令による改正後の医薬品、医療機器等の品質、有効性及び安全性の確保等に関する法律施行規則第九十三条第二号及び第三号、第百十四条の五十四の二第二号及び第三号並びに第百三十七条の五十五の二第二号及び第三号の規定は、令和五年九月三十日までは、適用しない。

様式第一（第三十九条関係）

実施計画

年　　月　　日

地方厚生局長　殿

研究責任医師（多施設共同研究として　氏　名
実施する場合は、研究代表医師）　　　住　所

　下記のとおり、特定臨床研究を実施したいので、臨床研究法第 5 条第 1 項の規定により実施計画を提出します。

記

1　特定臨床研究の実施体制に関する事項及び特定臨床研究を行う施設の構造設備に関する事項

(1) 研究の名称

研究名称	
Scientific Title (Acronym)	
平易な研究名称	
Public Title (Acronym)	

(2) 研究責任医師（多施設共同研究の場合は、研究代表医師）に関する事項等

研究責任医師（多施設共同研究の場合は、研究代表医師）の連絡先 Contact for Scientific Queries	氏名	
	Name	
	e-Rad 番号	
	所属機関（実施医療機関）	
	Affiliation	
	所属部署	
	所属機関の郵便番号	
	所属機関の住所	
	Address	
	電話番号	
	電子メールアドレス	
研究に関する問合わせ先 Contact for Public Queries	担当者氏名	
	Name	
	担当者所属機関	
	Affiliation	

	担当者所属部署	
	担当者所属機関の郵便番号	
	担当者所属機関の住所	
	Address	
	電話番号	
	FAX 番号	
	電子メールアドレス	

研究責任医師（多施設共同研究の場合は、研究代表医師）の所属する実施医療機関の管理者の氏名		
当該特定臨床研究に対する管理者の許可の有無	□　あり	□　なし
認定臨床研究審査委員会の承認日（当該研究の実施が承認された日）		
救急医療に必要な施設又は設備		

(3) 研究責任医師以外の臨床研究に従事する者に関する事項

統計解析担当機関		
統計解析担当責任者	氏名	
	e-Rad 番号	
	所属部署	

研究代表医師・研究責任医師以外の研究を総括する者	氏名		
	Name		
	e-Rad 番号		
	所属機関		
	Affiliation		
	所属部署		
	Ｓｅｃｏｎｄａｒｙ Sponsor の該当性	□　該当	□　非該当

※複数該当がある場合は、上記の項目を複写して記載すること

(4) 多施設共同研究における研究責任医師に関する事項等

多施設共同研究機関の該当の有無	□　あり	□　なし

研究責任医師の連絡先	氏名	
	Name	
	e-Rad 番号	

	所属機関（実施医療機関）	
	Affiliation	
	所属部署	
	所属機関の郵便番号	
	所属機関の住所	
	電話番号	
	電子メールアドレス	
研究責任医師の所属する実施医療機関の管理者の氏名		
当該特定臨床研究に対する管理者の許可の有無	□　あり	□　なし
認定臨床研究審査委員会の承認日（当該研究責任医師の研究実施について記載された実施計画が委員に承認された日）		
救急医療に必要な施設又は設備		

※複数該当がある場合は、上記の項目を複写して記載すること

2　特定臨床研究の目的及び内容並びにこれに用いる医薬品等の概要

(1)　特定臨床研究の目的及び内容

研究の目的		
試験のフェーズ Phase		
実施期間		
実施予定被験者数		
試験の種類 Study Type		
試験デザイン Study Design		
プラセボの有無	□　あり	□　なし
盲検の有無	□　あり	□　なし
無作為化の有無	□　あり	□　なし
保険外併用療養の有無	□　あり	□　なし
臨床研究を実施する国（日本以外） Countries of Recruitment		
研究対象者の適格基準 Key	主たる選択基準 Inclusion Criteria	
	主たる除外基準	

Inclusion	Exclusion Criteria		
&	年齢下限		
Exclusion	Age Minimum		
Criteria	年齢上限		
	Age Maximum		
	性別		
	Gender		
中止基準			
対象疾患名			
Health Condition(s) or Problem(s) Studied			
対象疾患コード / Code			
対象疾患キーワード			
Keyword			
介入の有無		□　あり	□　なし
介入の内容			
Intervention(s)			
介入コード / Code			
介入キーワード			
Keyword			
主たる評価項目			
Primary Outcome(s)			
副次的な評価項目			
Secondary Outcome(s)			

(2) 特定臨床研究に用いる医薬品等の概要

医薬品、医療機器、再生医療等製品の別			□　医薬品	□　医療機器	□　再生医療等製品
医薬品医療機器等法における未承認、適応外、承認内の別			□　未承認	□　適応外	□　承認内
一般名称等	医薬品	一般名称（国内外で未承認の場合は開発コードを記載すること）			
		販売名（海外製品の場合は国名も記載すること）			
		承認番号			
	医療機器	類別			

		一般的名称	
		承認・認証・届出番号	
	再生医療等製品	類別	
		一般的名称	
		承認番号	
被験薬等提供者		名称	
		所在地	

3 特定臨床研究の実施状況の確認に関する事項

(1) 監査の実施予定

監査の実施予定の有無	□ あり	□ なし

(2) 特定臨床研究の進捗状況

特定臨床研究の進捗状況	症例登録開始予定日	
	第1症例登録日	
	進捗状況 Recruitment Status	
	主たる評価項目に係る研究結果 Summary Results (Primary Outcome Results)	

4 特定臨床研究の対象者に健康被害が生じた場合の補償及び医療の提供に関する事項

特定臨床研究の対象者への補償の有無		□ あり	□ なし
補償の内容	保険への加入の有無	□ あり	□ なし
	保険の補償内容		
	保険以外の補償の内容		

5 特定臨床研究に用いる医薬品等の製造販売をし、又はしようとする医薬品等製造販売業者及びその特殊関係者の当該特定臨床研究に対する関与に関する事項等

(1) 特定臨床研究に用いる医薬品等の医薬品等製造販売業者等からの研究資金等の提供等

特定臨床研究に用いる医薬品等の製造販売をし、又はしようとする	

医薬品等製造販売業者等の名称		
研究資金等の提供の有無	□ あり	□ なし
研究資金等の提供組織名称 Source of Monetary Support/ Secondary Sponsor		
Secondary Sponsor の該当性	□ 該当	□ 非該当
研究資金等の提供に係る契約締結の有無	□ あり	□ なし
契約締結日		
物品提供の有無	□ あり	□ なし
物品提供の内容		
役務提供の有無	□ あり	□ なし
役務提供の内容		

※複数該当がある場合は、上記の項目を複写して記載すること

(2) 特定臨床研究に用いる医薬品等の医薬品等製造販売業者等以外からの研究資金等の提供

研究資金等の提供の有無	□ あり	□ なし
研究資金等の提供組織名称 Source of Monetary Support		
Secondary Sponsor の該当性	□ 該当	□ 非該当

※複数該当がある場合は、上記の項目を複写して記載すること

6 審査意見業務を行う認定臨床研究審査委員会の名称等

当該特定臨床研究について審査意見業務を行う認定臨床研究審査委員会の名称 Name of Certified Review Board	
上記委員会の認定番号	
住所 Address	
電話番号	
電子メールアドレス	
審査受付番号（上記委員会が当該臨床研究に発行した受付番号）	
当該特定臨床研究に対する審査結果	

7 その他の事項

(1) 特定臨床研究の対象者等への説明及び同意に関する事項

特定臨床研究の対象者等への説明及び同意の内容	
特定臨床研究の個々の対象者の匿名化されたデータを共有する予定 Plan to share IPD	□ 有　　　　□ 無
上記予定の詳細 Plan description	

(2) 他の臨床研究登録機関への登録

他の臨床研究登録機関発行の研究番号	
他の臨床研究登録機関の名称 Issuing Authority	

(3) 特定臨床研究を実施するに当たって留意すべき事項

備考	国際共同研究			
		臨床研究を実施する国（日本以外） Countries of Recruitment		
	保険外併用療養費	□ 該当する	□ 該当しない	
	国際共同研究	□ 該当する	□ 該当しない	
	遺伝子治療等臨床研究に関する指針（平成27年厚生労働省告示第344号）の対象となる臨床研究	□ 該当する	□ 該当しない	
	遺伝子組換え生物等の使用等の規制による生物の多様性の確保に関する法律（平成15年法律第97号）の対象となる薬物を用いる臨床研究	□ 該当する	□ 該当しない	
	生物由来製品に指定が見込まれる薬物を用いる臨床研究	□ 該当する	□ 該当しない	

(4) 全体を通しての補足事項等

その他1	
その他2	
その他3	

（留意事項）

1　用紙の大きさは、Ａ4とすること。

2 提出は、正本1通とすること。

3 1の「e-Rad番号」、2(1)の「対象疾患コード」、「対象疾患キーワード」、「介入コード」、「介入キーワード」については、任意記載とする。

4 1(1)「Scientific Title（Acronym）」の欄には、Scientific Title の後に、()でその略称を記載すること。「Public Title（Acronym）」の欄も同様とする。

5 1(3)の研究責任医師以外の臨床研究に従事する者に関する事項の「氏名」の欄には、所属における担当部門の長ではなく、当該特定臨床研究における担当責任者を記載すること。

6 1(3)「研究代表医師・研究責任医師以外の研究を総括する者」、5(1)「研究資金等の提供組織名称」、5(2)「研究資金等の提供組織名称」については、個別の研究毎にSecondary Sponsorの該当性を判断し、記入すること。Secondary Sponsor は、Primary Sponsor（研究責任医師）が負う研究の実施に係る責務のうち、研究の立案や研究資金の調達に係る責務について、Primary Sponsor（研究責任医師）と共同してその責務を負う者とする。

7 2(1)の「第1症例登録日」については、空欄で提出すること。ただし、第1症例登録後遅滞なく、法第6条第1項の規定による実施計画の変更を行うこと。

8 2(2)の「一般名称等」については、医薬品、医療機器又は再生医療等製品のうち該当する項目にのみ記載すること。

9 3(2)の「主たる評価項目に係る研究結果」については、空欄で提出すること。ただし、臨床研究法施行規則第24条第2項の主要評価項目報告書を作成後遅滞なく、法第6条第1項の規定による実施計画の変更を行うこと。

10 7(1)の「特定臨床研究の対象者等への説明及び同意の内容」の欄には、その記載事項の全てを記載する事ができないときには、同欄に「別紙のとおり。」と記載し、別紙を添付すること。

11 7(1)の「IPD」は、deidentified individual clinical trial participant-level data のこと。

12 7(1)の「上記予定の詳細」の欄には、「特定臨床研究の個々の対象者の匿名化されたデータを共有する予定」の欄で「有」を選択した場合、いつどのような方法でどのデータを共有するかを記入すること。

様式第二（第四十一条関係）

実施計画事項変更届書

年　月　日

地方厚生局長　　殿

研究責任医師（多施設共同研究 氏　名
として実施する場合は、研究代
表医師）

住　所

　下記のとおり、実施計画を変更したいので、臨床研究法第 6 条第 1 項の規定により提出します。

記

実施計画の実施計画番号		
研究名称		
平易な研究名称		
変更内容	変更事項	
	変更前	
	変更後	
	変更理由	

※複数該当がある場合は、欄を複写して記載すること。

（留意事項）
　1　用紙の大きさは、A 4 とすること。
　2　提出は、正本 1 通とすること。

様式第三（第四十三条関係）

実施計画事項軽微変更届書

年　　月　　日

地方厚生局長　　殿

　　　　　　　　研究責任医師（多施設共同研究　氏　名
　　　　　　　　として実施する場合は、研究代
　　　　　　　　表医師）

　　　　　　　　　　　　　　　　住　　所

下記のとおり、実施計画を変更したので、臨床研究法第6条第3項の規定により届け出ます。

記

実施計画の実施計画番号		
研究名称		
平易な研究名称		
変更内容	変更事項	
	変更前	
	変更後	
	変更年月日	
	変更理由	

※複数該当がある場合は、欄を複写して記載すること。

（留意事項）

　　1　用紙の大きさは、A4とすること。

　　2　提出は、正本1通とすること。

様式第四（第四十五条関係）

<h2 style="text-align:center">特定臨床研究中止届書</h2>

年　月　日

地方厚生局長　　殿

研究責任医師（多施設共同研究　氏　名

として実施する場合は、研究代

表医師)

　　　　　　　　　　　　　　住　所

　下記のとおり、特定臨床研究を中止したので、臨床研究法第8条の規定により届け出ます。

記

実施計画の実施計画番号	
研究名称	
平易な研究名称	
中止年月日	
中止の理由	

（留意事項）

1　用紙の大きさは、A4とすること。

2　提出は、正本1通とすること。

様式第五（第六十五条関係）（第一面）

臨床研究審査委員会認定申請書

年　　月　　日

地方厚生局長　　殿

申請者　住　所　法人にあっては、主たる
　　　　　　　　　事務所の所在地
　　　　氏　名　法人にあっては、名称及
　　　　　　　　　び代表者の氏名

　下記のとおり、臨床研究審査委員会の認定を受けたいので、臨床研究法第23条第2項の規定により申請します。

　申請者は、病院若しくは診療所の開設者又は臨床研究法施行規則第64条第1項各号に掲げる団体に該当すること、臨床研究法第24条各号に規定する欠格事由に該当しないこと、申請者が臨床研究法施行規則第64条第1項第1号から第3号までに掲げる団体である場合にあっては同条第2項に規定する要件を満たすこと並びに臨床研究審査委員会の活動の自由及び独立が保障されていることを誓約します。

記

1　臨床研究審査委員会に関する事項

臨床研究審査委員会の名称		
臨床研究審査委員会の所在地		
審査意見業務を行う体制	審査意見業務を行う順及び内容について依頼する者にかかわらず公正な運営を行う体制	
	依頼する者にかかわらず公正な手数料の算定の基準	
	審査意見業務を継続的に行うことができる体制	
	審査意見業務を行う開催頻度	
	事務局の人員配置	専従（　）人、専従以外（　）人、合計（　）人

※「事務局の人員配置」については、員数（エフォート換算）を記入すること。

（事務局員の人員配置の詳細）

専従の該当性	事務局員の氏名	員数（エフォート換算）	臨床研究の安全性及び科学的妥当性等を審査する委員会の事務に関する実務経験（専従の場合のみ記入）

※欄が足りない場合は、適宜追加すること。

様式第五（第六十五条関係）（第二面）

2 臨床研究審査委員会の連絡先

担当部署		
担当部署電話番号		
担当部署FAX番号		
担当部署電子メールアドレス		
担当部署の責任者の氏名		
担当部署の責任者の役職		
相談等研究対象	名称	
者対応窓口	連絡先	
設置者の機関における委員会情報の掲載URL		

※担当部署の責任者の役職については、担当部署における役職を記載すること。

3 委員名簿

委員の構成要件の該当性	氏名	職業(所属及び役職)	性別

※欄が足りない場合は、適宜追加すること。

様式第五（第六十五条関係）（第三面）

（留意事項）

1　用紙の大きさは、Ａ４とすること。

2　提出は、正本１通とすること。

3　各項目の記載欄にその記載事項の全てを記載する事ができないときには、同欄に「別紙のとおり。」と記載し、別紙を添付すること。

4　申請者の「氏名」について、法人でない団体にあっては、名称及び代表者又は管理人の氏名を記載すること。

5　１の「依頼する者にかかわらず公正な手数料の算定の基準」の欄には、手数料の額及び手数料の算定方法等を記載すること。

6　３の「委員の構成要件の該当性」の欄への記載は、次のとおりとすること。

　　「①医学／医療」……臨床研究法施行規則第 66 条第 2 項第 2 号イに規定する「医学又は医療の専門家」

　　「②法律」……臨床研究法施行規則第 66 条第 2 項第 2 号ロに規定する「臨床研究の対象者の保護及び医学又は医療分野における人権の尊重に関して理解のある法律に関する専門家」

　　「③生命倫理」……臨床研究法施行規則第 66 条第 2 項第 2 号ロに規定する「生命倫理に関する識見を有する者」

　　「④一般」……臨床研究法施行規則第 66 条第 2 項第 2 号ハに規定する「一般の立場の者」

様式第六（第六十七条関係）

臨床研究審査委員会認定証

氏　　　　　名　　法人にあっては、その
名称

臨床研究審査委員会の名称
臨床研究審査委員会の所在地

臨床研究法第 23 条第 4 項の規定により認定を受けた臨床研究審査委員会であることを証明する。

年　　月　　日

地方厚生局長　　　印

認定番号
有効期間　　　年　　月　　日から
　　　　　　　年　　月　　日まで

様式第七（第六十九条関係）

臨床研究審査委員会認定事項変更申請書

年　　月　　日

地方厚生局長　　　殿

申請者　住所　法人にあっては、主
　　　　　　　　たる事務所の所在地

　　　　氏名　法人にあっては、名
　　　　　　　　称及び代表者の氏名

　下記のとおり、臨床研究審査委員会の認定事項の変更の認定を受けたいので、臨床研究法第25条第1項の規定により申請します。

記

認定臨床研究審査委員会の認定番号及び認定年月日		
認定臨床研究審査委員会の名称		
変更内容	変更事項	
	変更前	
	変更後	
	変更理由	

（留意事項）

1　用紙の大きさは、A4とすること。

2　提出は、正本1通とすること。

3　申請者の「氏名」について、法人でない団体にあっては、名称及び代表者又は管理人の氏名を記載すること。

様式第八（第七十一条関係）

臨床研究審査委員会認定事項軽微変更届書

年　　月　　日

地方厚生局長　　殿

届出者　住所　法人にあっては、主

たる事務所の所在地

氏名　法人にあっては、名

称及び代表者の氏名

　下記のとおり、臨床研究審査委員会の認定事項を変更したので、臨床研究法第 25 条第 2 項の規定により届け出ます。

記

認定臨床研究審査委員会の認定番号及び認定年月日		
認定臨床研究審査委員会の名称		
変更内容	変更事項	
	変更前	
	変更後	
	変更年月日	
	変更理由	

（留意事項）

　1　用紙の大きさは、Ａ４とすること。

　2　提出は、正本1通とすること。

　3　届出者の「氏名」について、法人でない団体にあっては、名称及び代表者又は管理人の氏名を記載すること。

様式第九（第七十三条関係）

臨床研究審査委員会認定事項変更届書

年　　月　　日

地方厚生局長　　殿

届出者　住所　法人にあっては、主

たる事務所の所在地

氏名　法人にあっては、名

称及び代表者の氏名

　下記のとおり、臨床研究審査委員会の認定事項を変更したので、臨床研究法第 25 条第 4 項の規定
により届け出ます。

記

認定臨床研究審査委員会の認定番号及び認定年月日		
認定臨床研究審査委員会の名称		
変更内容	変更事項	
	変更前	
	変更後	
	変更年月日	
	変更理由	

（留意事項）

1　用紙の大きさは、Ａ４とすること。

2　提出は、正本１通とすること。

3　届出者の「氏名」について、法人でない団体にあっては、名称及び代表者又は管理人の氏名
　　を記載すること。

様式第十（第七十四条関係）

臨床研究審査委員会認定証書換え交付申請書

年　　月　　日

地方厚生局長　　殿

申請者　住所　法人にあっては、主
たる事務所の所在地

氏名　法人にあっては、名
称及び代表者の氏名

　下記のとおり、認定臨床研究審査委員会の認定証の書換え交付を、臨床研究法施行規則第74条の規定により申請します。

記

認定臨床研究審査委員会の認定番号及び認定年月日		
認定臨床研究審査委員会の名称		
変更内容	変更事項	
	変更前	
	変更後	
	変更年月日	
	変更理由	

（留意事項）

1　用紙の大きさは、Ａ４とすること。

2　提出は、正本１通とすること。

3　申請者の「氏名」について、法人でない団体にあっては、名称及び代表者又は管理人の氏名
を記載すること。

様式第十一（第七十五条関係）

臨床研究審査委員会認定証再交付申請書

年　月　日

地方厚生局長　　殿

申請者　住所　法人にあっては、主

たる事務所の所在地

氏名　法人にあっては、名

称及び代表者の氏名

　下記のとおり、臨床研究審査委員会認定証の再交付を、臨床研究法施行規則第75条第1項の規定により申請します。

記

認定臨床研究審査委員会の認定番号及び認定年月日	
認定臨床研究審査委員会の名称	
再交付申請の理由	

（留意事項）

1　用紙の大きさは、Ａ4とすること。

2　提出は、正本1通とすること。

3　申請者の「氏名」について、法人でない団体にあっては、名称及び代表者又は管理人の氏名を記載すること。

様式第十二（第七十六条関係）（第一面）

臨床研究審査委員会認定事項更新申請書

年　　月　　日

地方厚生局長　　殿

申請者　住　所　法人にあっては、主たる
　　　　　　　　　事務所の所在地
　　　　氏　名　法人にあっては、名称及
　　　　　　　　　び代表者の氏名

　下記のとおり、認定臨床研究審査委員会の認定事項の更新を受けたいので、臨床研究法第26条第6項の規定により申請します。

　申請者は、病院若しくは診療所の開設者又は臨床研究法施行規則第64条第1項各号に掲げる団体に該当すること、臨床研究法第24条各号に規定する欠格事由に該当しないこと、申請者が臨床研究法施行規則第64条第1項第1号から第3号までに掲げる団体である場合にあっては同条第2項に規定する要件を満たすこと並びに臨床研究審査委員会の活動の自由及び独立が保障されていることを誓約します。

記

1　更新を受けようとする認定臨床研究審査委員会に関する事項

更新を受けようとする認定臨床研究審査委員会の認定番号及び認定年月日		
更新を受けようとする認定臨床研究審査委員会の名称		
更新を受けようとする認定臨床研究審査委員会の所在地		
変更内容	変更事項	
	変更前	
	変更後	
	変更理由	
審査意見業務を行った開催件数	1年目	
	2年目	
	3年目	
審査意見業務を行う体制	審査意見業務を行う順及び内容について依頼する者に	

	かかわらず公正な運営を行う体制	
	依頼する者にかかわらず公正な手数料の算定の基準	
	審査意見業務を継続的に行うことができる体制	
	審査意見業務を行う開催頻度	
	事務局の人員配置	専従（　）人、専従以外（　）人、合計（　）人

※「審査意見業務を行った開催件数」は、臨床研究法施行規則第80条第4項及び第5項の規定によるものを除く。

様式第十二（第七十六条関係）（第二面）

（事務局員の人員配置の詳細）

専従の該当性	事務局員の氏名	員数 （エフォート換算）	臨床研究の安全性及び科学的妥当性等を審査する委員会の事務に関する実務経験 （専従の場合のみ記入）

※欄が足りない場合は、適宜追加すること。

2　臨床研究審査委員会の連絡先

担当部署	
担当部署電話番号	
担当部署FAX番号	
担当部署電子メールアドレス	
担当部署の責任者の氏名	
担当部署の責任者の役職	
相談等研究対象者対応窓口 名称	
連絡先	
設置者の機関における委員会情報の掲載URL	

※担当部署の責任者の役職については、担当部署における役職を記載すること。

3 委員名簿

委員の構成要件の該当性	氏名	職業(所属及び役職)	性別

※欄が足りない場合は、適宜追加すること。

様式第十二（第七十六条関係）　（第三面）

(留意事項)

1　用紙の大きさは、Ａ４とすること。

2　提出は、正本１通とすること。

3　各項目の記載欄にその記載事項の全てを記載する事ができないときには、同欄に「別紙のとおり。」と記載し、別紙を添付すること。

4　申請者の「氏名」について、法人でない団体にあっては、名称及び代表者又は管理人の氏名を記載すること。

5　1の「依頼する者にかかわらず公正な手数料の算定の基準」の欄には、手数料の額及び手数料の算定方法等を記載すること。

6　3の「委員の構成要件の該当性」の欄への記載は、次のとおりとすること。

「①医学／医療」……臨床研究法施行規則第 66 条第 2 項第 1 号イに定める「医学又は医療の専門家」

「②法律」……臨床研究法施行規則第 66 条第 2 項第 1 号ロに定める「臨床研究の対象者の保護及び医学又は医療分野における人権の尊重に関して理解のある法律に関する専門家」

「③生命倫理」……臨床研究法施行規則第 66 条第 2 項第 1 号ロに定める「生命倫理に関する識見を有する者」

「④一般」……臨床研究法施行規則第 66 条第 2 項第 1 号ハに定める「一般の立場の者」

認定臨床研究審査委員会廃止届書

年　　月　　日

地方厚生局長　　殿

届出者　住　所　法人にあっては、主たる
　　　　　　　　　事務所の所在地
　　　　氏　名　法人にあっては、名称及
　　　　　　　　　び代表者の氏名

　下記のとおり、認定臨床研究審査委員会を廃止したいので、臨床研究法第27条第1項の規定により届け出ます。

記

認定臨床研究審査委員会の認定番号及び認定年月日	
認定臨床研究審査委員会の名称	
廃止年月日	
廃止の理由	

（留意事項）

1　用紙の大きさは、A4とすること。

2　提出は、正本1通とすること。

3　届出者の「氏名」について、法人でない団体にあっては、名称及び代表者又は管理人の氏名を記載すること。

様式第十四（第九十一条の三関係）

　臨床研究法第35条第2項の規定による身分証明書〔略〕

臨床研究法の公布について

平成 29 年 4 月 14 日医政発 0414 第 22 号
各〔都道府県知事・保健所設置市長・
特別区長・地方厚生（支）局長〕あて
厚生労働省医政局長通知

　臨床研究については、「人を対象とする医学系研究に関する倫理指針」（平成 26 年文部科学省・厚生労働省告示第 3 号）等に基づき、その適正な実施の確保を図ってきたところですが、平成 25 年以降、臨床研究に係る不適正事案が相次いで発覚したことを踏まえ、臨床研究の実施の手続や、臨床研究に関する資金等の提供に関する情報の公表の制度等を定める「臨床研究法案」が、昨年 5 月、第 190 回国会に提出されました。

　本法案は本年 4 月 7 日に成立、本日公布されましたので通知します。また、本法の主な内容については下記のとおりですので、御了知の上、関係者への周知をお願いいたします。

　なお、本法は一部の規定を除き、公布の日から起算して 1 年を超えない範囲内において政令で定める日から施行することとされており、施行に必要な政省令等については、今後制定し、別途お示しする予定です。

記

〔編注：法律と同内容のため略〕

臨床研究法の施行に伴う政省令の制定について

平成 30 年 2 月 28 日医政発 0228 第 10 号
各〔都道府県知事・保健所設置市長・特別区長〕あて
厚生労働省医政局長通知

改正：令和 2 年 5 月 15 日医政発 0515 第 9 号

　臨床研究の実施の手続や、臨床研究に関する資金等の提供に関する情報の公表の制度等を定める臨床研究法（平成 29 年法律第 16 号。以下「法」という。）が、昨年 4 月に公布されました。

　今般、「臨床研究法第二十四条第二号の国民の保健医療に関する法律等を定める政令」（平成 30 年政令第 41 号）及び「臨床研究法施行規則」（平成 30 年厚生労働省令第 17 号）がそれぞれ公布され、法と併せて、本年 4 月 1 日から施行することとされたところです。

　これらの内容等につきましては下記のとおりですので、御了知の上、関係者への周知をお願いいたします。

記

第 1　臨床研究法第二十四条第二号の国民の保健医療にに関する法律等を定める
　　政令（平成 30 年政令第 41 号）の概要
　　〔編注：同政令を法第 24 条の次に掲載したため略〕

第 2　臨床研究法施行規則（平成 30 年厚生労働省令第 17 号）の概要
　　〔編注：施行規則と同内容のため略〕

再生医療等の安全性の確保等に関する法律施行規則及び臨床研究法施行規則の一部を改正する省令の公布について

平成 30 年 11 月 30 日医政発 1130 第 3 号
各〔都道府県知事・保健所設置市長・特別区長・地方厚生（支）局長〕あて
厚生労働省医政局長通知

　今般、再生医療等の安全性の確保等に関する法律施行規則及び臨床研究法施行規則の一部を改正する省令（平成 30 年厚生労働省令第 140 号。以下「改正省令」という。）が平成 30 年 11 月 30 日付けで別添のとおり公布され、平成 31 年 4 月 1 日から施行される予定です。

　当該改正省令の趣旨、内容等については下記のとおりですので、御了知の上、関係団体、関係機関等に周知徹底を図るとともに、その実施に遺漏なきようご配慮願います。

記

第1　改正の趣旨

1．平成 30 年 4 月 1 日に、臨床研究の実施の手続等を定めた臨床研究法（平成 29 年法律第 16 号）が施行された。臨床研究法における特定臨床研究が再生医療等の安全性の確保等に関する法律（平成 25 年法律第 85 号。以下「再生医療等安全性確保法」という。）第 2 条第 1 項に規定する再生医療等に該当する場合、当該研究については、臨床研究法第 22 条において、同法第 2 章（臨床研究の実施）の規定が適用除外されており、再生医療等安全性確保法が適用される。そのため、制度運用に齟齬が生じることのないよう、再生医療等の安全性の確保等に関する法律施行規則（平成 26 年厚生労働省令第 110 号。以下「再生医療等安全性確保法施行規則」という。）について、臨床研究法と整合性をとるための改正を行う。

2．臨床研究法第 4 章（臨床研究に関する資金等の提供）に関する具体的な手続等を定めた臨床研究法施行規則（平成 30 年厚生労働省令第 17 号）について、臨床研究法施行規則が研究として行う再生医療等に適用される場合における読替規定を新設するための改正を行う。

3．その他所要の規定の整備を行う。

第2　改正の内容

１．再生医療等安全性確保法施行規則の一部改正　〔略〕

２．臨床研究法施行規則の一部改正

　　(1)　特定臨床研究が再生医療等に該当する場合の読替規定を新設すること。

　　(2)　その他所要の規定の整備を行うこと。

第3　施行期日

　　平成 31 年 4 月 1 日から施行すること。ただし、附則第 4 条の規定は、公布の日（平成 30 年 11 月 30 日）から施行すること。

第4　経過措置等

　　(1)　改正省令の施行の際現に法に基づき行われる再生医療等に対する改正省令による改正後の再生医療等安全性確保法施行規則（以下「新規則」という。）第 2 章の規定（第 20 条の 2 及び第 26 条の 2 から第 26 条の 13 までを除く。）の適用については、改正省令の施行日から起算して 1 年を経過するまでの間（当該期間内に厚生労働大臣に対して新規則に規定する再生医療等提供基準に適合した変更後の再生医療等提供計画を提出した場合にあっては、当該提出までの間）は、なお従前の例によること。

　　(2)　認定再生医療等委員会は、(1) による再生医療等提供計画の変更について審査等業務を行うに当たっては、技術専門員からの評価書を確認しなければならないこと。

　　(3)　(1) による再生医療等提供計画の変更についての審査等業務は、書面により行うことができること。

　　(4)　改正省令の施行の際現に細胞提供者又は代諾者から改正前の再生医療等安全性確保法施行規則第 7 条第 6 号又は第 7 号の同意を得ている細胞を用いて再生医療等を行う場合の新規則第 7 条第 6 号及び第 7 号の規定の適用については、なお従前の例によること。

　　(5)　厚生労働大臣は、施行日以後に再生医療等委員会の認定を受けようとする者から当該認定の申請があった場合又は改正省令の施行の際現に存する認定委員会設置者から変更の認定の申請があった場合においては、施行日前においても、新省令第 44 条から第 49 条までの規定の例により、認定及び公示をすることができる。この場合において、その認定は施行日において厚生労働大臣が行った認定又は変更の認定と、その公示は施行日において厚生労働大臣が行った公示とみなすこと。

再生医療等の安全性の確保等に関する法律施行規則及び臨床研究法施行規則の一部を改正する省令の施行について

令和 2 年 4 月 30 日医政発 0430 第 12 号
各〔都道府県知事・保健所設置市長・特別区長・地方厚生（支）局長〕あて
厚生労働省医政局長通知

今般、再生医療等の安全性の確保等に関する法律施行規則及び臨床研究法施行規則の一部を改正する省令（令和 2 年厚生労働省令第 93 号。以下「改正省令」という。）が令和 2 年 4 月 30 日付けで別添〔略〕のとおり公布され、同日付で施行されます。

当該改正省令の趣旨、内容等については下記のとおりですので、御了知の上、関係団体、関係機関等に周知徹底を図るとともに、その実施に遺漏なきようご配慮願います。

記

第 1　改正の趣旨

再生医療等の安全性の確保等に関する法律（平成 25 年法律第 85 号。）においては、再生医療等を提供しようとする医療機関の管理者は、認定再生医療等委員会の意見を聴いた上で、厚生労働大臣に再生医療等提供計画を提出することとしている。

また、臨床研究法（平成 29 年法律第 16 号）においては、特定臨床研究を実施する場合には、認定臨床研究審査委員会の意見を聴いた上で、厚生労働大臣に実施計画を提出することとしている。

認定再生医療等委員会及び認定臨床研究審査委員会における審査等の業務については、原則として対面での実施を求めていたところ、今般の新型コロナウイルス感染症の発生により、対面での委員会の開催が困難となる場合があることを踏まえ、こうした場合に書面での審査等の業務を可能とする等の改正を行う。

第 2　改正の内容

1. 再生医療等安全性確保法施行規則（平成 26 年厚生労働省令第 110 号。以下「再生医療法施行規則」という。）の一部改正

認定再生医療等委員会における、新規の再生医療等提供計画の審査等業務及

び再生医療等提供計画の変更の審査等業務について、災害その他やむを得ない事由があり、緊急に再生医療等を提供する必要がある等の場合にあっては、書面による審査等業務を可能とする旨の規定を新設する。（再生医療法施行規則第64条の2第5項関係）

2．臨床研究法施行規則（平成30年厚生労働省令第17号）の一部改正

(1)　認定臨床研究審査委員会の有効期間の更新の要件として、年11回以上の開催を求める規定について、災害その他やむを得ない事由により年11回以上開催することができないときはこの限りでない旨の規定を追加する。（臨床研究法施行規則第66条第4項第5号関係）

(2)　認定臨床研究審査委員会における、新規の実施計画の審査意見業務及び実施計画の変更の審査意見業務について、災害その他やむを得ない事由があり、緊急に臨床研究を行う必要がある等の場合にあっては、書面による審査意見業務を可能とする旨の規定を新設する。（臨床研究法施行規則第80条第6項関係）

第3　施行期日

令和2年4月30日

再生医療等の安全性の確保等に関する法律施行規則等の一部を改正する省令の施行について

令和 2 年 5 月 15 日医政発 0515 第 9 号
各〔都道府県知事・保健所設置市長・特別区長・地方厚生（支）局長〕あて
厚生労働省医政局長通知

　今般、再生医療等の安全性の確保等に関する法律施行規則等の一部を改正する省令（令和 2 年厚生労働省令第 100 号。以下「改正省令」という。）が令和 2 年 5 月 15 日付けで別添〔略〕のとおり公布され、同日付で施行されました。

　改正省令の趣旨、内容等については下記のとおりですので、御了知の上、関係団体、関係機関等に周知徹底を図るとともに、その実施に遺漏なきようご配慮願います。

記

第 1　改正の趣旨

　再生医療等の安全性の確保等に関する法律施行規則（平成 26 年厚生労働省令第 110 号。以下、「再生医療法施行規則」という。）第 13 条においては、再生医療等を行う医師等は、再生医療等を受ける者に対し、文書により説明を行い同意を得なければならないとされている。

　また、臨床研究法（平成 29 年法律第 16 号）第 9 条において、特定臨床研究を実施する者は、当該特定臨床研究の対象者に対し、あらかじめ説明を行い、その同意を得なければならないとされており、臨床研究法施行規則（平成 30 年厚生労働省令第 17 号）第 47 条第 1 号において、その説明及び同意は文書により行うものとすることとされている。

　他方で、民間事業者等が行う書面の保存等における情報通信の技術の利用に関する法律（平成 16 年法律第 149 号）第 6 条では、民間事業者等は、書面の交付等のうち当該交付等に関する他の法令の規定により書面により行わなければならないとされているものについて、厚生労働省の所管する法令の規定に基づく民間事業者等が行う書面の保存等における情報通信の技術の利用に関する省令（平成 17 年厚生労働省令第 44 号。以下「e-文書省令」という。）別表第四に規定することにより、当該他の法令の規定にかかわらず、当該交付等の相手方の承諾を得て、書面の交付等に代えて、電磁的方法により当該書面に係る電磁的記録に記録されている事項の交付等を行うことができること等とされている。

　そこで、新型コロナウイルス感染症の拡大の防止を図るため、新型コロナウイルス感染症に感染した者が接触した文書について、e-文書省令別表第四において、

当該文書による説明及び同意の手続を新たに規定することにより、電磁的方法による交付を可能にする等、所要の改正を行う。

第2　改正の内容

　e-文書省令別表第四に、再生医療法施行規則第 7 条第 5 号及び第 6 号並びに第 13 条各項並びに臨床研究法施行規則第 47 条第 1 号を新たに規定すること等

第3　関連通知の改正

　別紙〔略〕のとおり、「臨床研究法の施行に伴う政省令の制定について」（平成 30 年 2 月 28 日付け医政発 0228 第 10 号厚生労働省医政局長通知）を改正すること。

第4　施行期日

　令和 2 年 5 月 15 日

押印を求める手続の見直し等のための厚生労働省関係省令の一部を改正する省令の施行等について

令和 2 年 12 月 25 日医政発 1225 第 17 号
各〔都道府県・保健所設置市・特別区〕衛生主管部（局）あて
厚生労働省医政局長通知

　令和 2 年 7 月に閣議決定された「規制改革実施計画」（令和 2 年 7 月 17 日閣議決定）において、「原則として全ての見直し対象手続（※）について、恒久的な制度的対応として、年内に、規制改革推進会議が提示する基準に照らして順次、必要な検討を行い、法令、告示、通達等の改正やオンライン化を行う」こととされていることを踏まえ、「押印を求める手続の見直し等のための厚生労働省関係省令の一部を改正する省令」（令和 2 年厚生労働省令第 208 号。以下「整理省令」という。）が本日公布・施行されたところである。

　　（※）「法令等又は慣行により、国民や事業者等に対して紙の書面の作成・提出等を求めているもの、押印を求めているもの、又は対面での手続を求めているもの」が「見直し対象手続」と定義されている。

　整理省令において、厚生労働省関係省令に定められた様式のうち、国民や事業者等に押印を求めているものについては、当該押印欄を削除等することとした。

　これと併せ、既存の通達等において定めている様式のうち、国民や事業者等に押印を求めているものについては、当該押印欄を削除等することとする。

　整理省令の改正内容や既存の通達等の取扱い等については下記のとおりであるので、御了知の上、管内市町村（特別区を含む。）を始め、関係者、関係団体等に対し、その周知徹底を図るとともに、対応に遺漏なきを期されたい。

記

第 1　整理省令の改正について

　整理省令による改正後の厚生労働省関係省令のうち、医政局が所管する厚生労働省令及び改正する様式の一覧については別添 1 〔略〕のとおりである。

　なお、整理省令には、既に使用されている改正前の様式については改正後の様式によるものとみなし、既に配布されている改正前の様式による用紙については、当分の間、これを取り繕って使用することができる経過措置が設けられている。

　また、整理省令の官報及び別添 1 〔略〕に掲載された改正後の様式については、大部に渡るため厚生労働省ＨＰより確認されたい。

※医師法施行規則（昭和 23 年厚生省令第 47 号）第 4 号書式の死亡診断書（死体検案書）、歯科医師法施行規則（昭和 23 年厚生省令第 48 号）第 4 号書式の死亡診断書は、人間の死亡に関する厳粛な医学的・法律的証明であり、必ず医師等が作成したことが担保されていなければならず、厳密な真正性が求められるべきものであることから、今般の押印を求める手続きの見直しに伴い、その真正性の担保について、記名押印によることは認めないこととし、必ず署名（電子署名を含む。）によることとする。

（厚生労働省ＨＰ）押印を求める手続の見直し等について（医政局所管手続関係）
https://www.mhlw.go.jp/stf/newpage_15544.html

第2　既存の通達等の取扱いについて

　　これまでに医政局から発出した医政局長通達及び医政局課室長通達で定めている様式等のうち、国民や事業者等に押印を求めているものについては、当該押印欄を削除するとともに、整理省令と同様の経過措置を設けることとする。また、併せて所要の改正を行う。

　　改正する医政局長通達及び改正対象の様式等の一覧は別添 2〔略〕、改正する医政局課室長通達及び改正対象の様式等の一覧は別添 3〔略〕のとおりである。

　　なお、別添 2 及び別添 3 に掲載された通達について、改正後の通達・様式については、大部に渡るため厚生労働省ＨＰより確認されたい。

（厚生労働省ＨＰ）押印を求める手続の見直し等について（医政局所管手続関係）
https://www.mhlw.go.jp/stf/newpage_15544.html

第3　地方公共団体における手続きの取扱いについて

　　「地方公共団体における押印廃止マニュアルの策定について」（令和 2 年 12 月 18 日付け府政経シ第 631 号規制改革・行政改革担当大臣通知）（以下ＵＲＬ）のとおり、地方公共団体が押印の見直しを実施する際の参考として、見直しに取り組む際の推進体制、作業手順、判断基準等を示したマニュアルが策定されたところであるが、国の法令等に基づいて地方公共団体が実施する手続きのうち、医政局が所管する法令や通達等で申請方法や様式を定めていないものであって、当該様式等において国民や事業者等に押印を求めている手続きについても、今般の改正趣旨を踏まえ、当該様式等から押印欄を削除されたい。

○「地方公共団体における押印廃止マニュアルの策定について」（令和 2 年 12 月 18 日付け府政経シ第 631 号規制改革・行政改革担当大臣通知）
https://www8.cao.go.jp/kisei-kaikaku/kisei/imprint/i_index.html

再生医療等の安全性の確保等に関する法律施行規則及び臨床研究法施行規則の一部を改正する省令の施行について

令和 3 年 1 月 28 日医政発 0128 第 2 号
各〔都道府県知事・保健所設置市長・特別区長・地方厚生（支）局長〕あて
厚生労働省医政局長通知

　今般、再生医療等の安全性の確保等に関する法律施行規則及び臨床研究法施行規則の一部を改正する省令（令和 3 年厚生労働省令第 14 号。以下「改正省令」という。）が令和 3 年 1 月 28 日付けで別添〔略〕のとおり公布され、同年 2 月 1 日付けで施行されます。

　改正省令の趣旨、内容等については下記のとおりですので、御了知の上、関係団体、関係機関等に周知徹底を図るとともに、その実施に遺漏なきようご配慮願います。

記

第 1　改正の趣旨

　我が国においては、再生医療等の安全性の確保等に関する法律施行規則（平成 26 年厚生労働省令第 110 号。以下「再生医療法施行規則」という。）第 8 条の 9 第 1 項及び臨床研究法施行規則（平成 30 年厚生労働省令第 17 号）第 24 条第 1 項に基づき、あらかじめ、臨床研究を実施するに当たり WHO が公表を求める事項を厚生労働省が整備するデータベースに記録することにより、当該事項を公表しなければならないこととされているところ、厚生労働省において jRCT（臨床研究実施計画・研究概要公開システム）を整備し、Primary Registry（※）として WHO から平成 30 年 12 月に承認を受けている。

　　（※）治験・臨床研究を登録・公開する機関として、WHO が定めた基準（WHO Primary Registry Criteria）を満たし、その旨が認められた機関。

　近年、研究開始時に研究計画書を論文として広く公表し、その査読を経た上で研究を実施することが国際的に評価される傾向にある。研究計画書だけを内容とする論文はプロトコール論文と呼ばれ、その寄稿のためには、当該研究計画書に基づき今後実施する研究内容について、WHO が公表を求める臨床試験の実施状況に関する 24 項目をデータベースに登録する必要がある。

　今般、当該 24 項目の一つである IPD シェアリング（匿名化された被験者データの二次利用をいう。以下同じ。）の記入欄が jRCT 上明確になっていないことから、

令和3年1月にシステムを改修し、記入欄を設けることとした。

　jRCTにおける記入欄は、再生医療等の安全性の確保等に関する法律（平成25年法律第85号）第4条第1項に規定する再生医療等提供計画（以下「再生医療等提供計画」という。）又は臨床研究法（平成29年法律第16号）第5条第1項に規定する実施計画（以下「実施計画」という。）に対応したものとなっており、再生医療等提供計画は再生医療法施行規則第27条第1項に規定する様式第1により提出され、実施計画は臨床研究法施行規則第39条第1項に規定する様式第1により提出されるものであるところ、jRCTのシステム改修にあわせて、これらの様式にIPDシェアリングの記入欄を追加する等、所要の改正を行う。

第2　改正の内容

　再生医療法施行規則様式第1（第10面）を改正し、「7 その他」の欄にIPDシェアリングの記入欄を追加すること。臨床研究法施行規則様式第1を改正し、「7 その他の事項（1）特定臨床研究の対象者等への説明及び同意に関する事項」の欄にIPDシェアリングの記入欄を追加すること。その他所要の改正を行うこと。

第3　施行期日

　令和3年2月1日

再生医療等の安全性の確保等に関する法律施行規則及び臨床研究法施行規則の一部を改正する省令の施行について

令和4年3月31日医政発0331第23号
各〔都道府県知事・保健所設置市長・特別区長・地方厚生（支）局長〕あて
厚生労働省医政局長通知

　今般、再生医療等の安全性の確保等に関する法律施行規則及び臨床研究法施行規則の一部を改正する省令（令和4年厚生労働省令第47号。以下「改正省令」という。）が令和4年3月29日付けで別添のとおり公布され、同年4月1日付けで施行されます。

　改正省令の趣旨、内容等については下記のとおりですので、御了知の上、関係団体、関係機関等に周知徹底を図るとともに、その実施に遺漏なきようご配慮願います。

記

第1　改正の趣旨

　デジタル社会の形成を図るための関係法律の整備に関する法律（令和3年法律第37号。以下「改正法」という。）において、個人情報の保護に関する法律（平成15年法律第57号。以下「個情法」という。）が改正され、同法第76条第1項第3号による学術研究機関等の学術研究に係る個人情報取扱事業者の義務等の一律の適用除外規定が廃止され、各義務規定に例外規定が設けられた。

　これに伴い、再生医療等の安全性の確保等に関する法律（平成25年法律第85号。以下「再生医療等安全性確保法」という。）又は臨床研究法（平成29年法律第16号）に基づき実施される研究に係る個人情報保護の手続について、改正法による改正後の個情法に基づくものと、再生医療等の安全性の確保等に関する法律施行規則（平成26年厚生労働省令第110号。以下「再生医療等安全性確保法施行規則」という。）及び臨床研究法施行規則（平成30年厚生労働省令第17号）に基づくものの一部が重複することになるため、個情法と重複する手続については個情法の規定のみを適用することとし（開示手続等）、個情法の手続に上乗せとなるもの、個情法の本人同意原則の特例となるもの又は個情法より広く規律するものについては存置するなど（記録の作成等）、両規則について所要の整備を行う。

　また、厚生科学審議会臨床研究部会において令和3年12月13日に公表された「臨床研究法施行5年後の見直しに係る検討の中間とりまとめ」における方針を

踏まえ、研究手続の合理化等の観点から、所要の改正を行う。

第2　改正の内容

　再生医療等安全性確保法施行規則について、再生医療等安全性確保法第3条第1項に規定する再生医療等提供基準における個人情報保護関係規定の削除及び改正、また、再生医療等安全性確保法第4条第1項に規定する再生医療等提供計画における、研究の本質に関わらない事項であって世界保健機関が公表を求めるものに該当しない事項にかかる記載不要な項目の削除を行うこと。

　臨床研究法施行規則について、臨床研究法第3条第1項に規定する臨床研究実施基準における個人情報保護関係規定の削除及び改正、また、臨床研究法第5条第1項に規定する実施計画（以下「実施計画」という。）における、研究の本質に関わらない事項にかかる軽微変更事項の拡充、及び研究の本質に関わらない事項であって世界保健機関が公表を求めるものに該当しないものにかかる記載不要な項目の削除、あわせて、臨床研究法第23条第4項第3号に規定する認定臨床研究審査委員会の認定の更新要件の変更を行うこと。とくに、改正省令による改正後の臨床研究法施行規則第42条第8号に規定する「特定臨床研究の実施の適否及び実施に当たって留意すべき事項に影響を与えないもの」については下記のとおりとすること。

- ・　実施計画中「7 その他の事項」における「(2) 他の臨床研究登録機関への登録」の欄の変更
- ・　実施計画中「7 その他の事項」における「(4) 全体を通しての補足事項等」の欄の変更

　その他所要の改正を行うこと。

第3　施行期日及び経過措置

　改正省令は令和4年4月1日から施行となる。

　令和4年4月1日において現にある改正省令による改正前の様式は、改正省令による改正後の様式とみなす。これに伴い以下のとおりとする。

- ・　既に提出された改正前の様式について、改正省令による改正後の様式を再提出することは不要であること。
- ・　既に提出された改正前の様式について、改正省令によって記載項目から削除された事項を変更する場合には、変更の手続は不要であること。
- ・　既に提出された改正前の様式について、改正省令によって、新たに改正後の臨床研究法施行規則第42条各号に掲げる軽微な変更に該当することになった事項を変更する場合には、臨床研究法第6条第3項に基づき軽微な変更を行うこと。

　また、令和4年4月1日において現に存する臨床研究法第23条第5項第1号に

規定する認定委員会設置者が、令和 4 年 4 月 1 日以後最初にうける臨床研究法第
26 条第 2 項に規定する有効期間の更新に係る改正省令による改正後の臨床研究法
施行規則第 66 条第 4 項第 5 号の規定の適用については、下記のとおりとする。

- 　更新前の有効期間のうち、令和 4 年 4 月 1 日を含む年以前の期間にあっ
  ては、同号イについて「審査意見業務を行うため、年十一回以上開催して
  いること」とし、同号ロの規定は適用しないこと。
- 　更新前の有効期間のうち、令和 4 年 4 月 1 日を含む年後の期間にあって
  は、同号ロについて「年一以上法第二十三条第一項第一号に規定する業務
  （法第六条第二項において準用する法第五条第三項の規定により意見を求
  められた場合において意見を述べる業務を除く。第八十条第二項において
  同じ。）を行っていること」とすること。

医薬品、医療機器等の品質、有効性及び安全性の確保等に関する法律施行規則及び臨床研究法施行規則の一部を改正する省令の施行について

令和 4 年 9 月 30 日薬生発 0930 第 3 号／産情発 0930 第 1 号
各〔都道府県知事・保健所設置市長・特別区長〕あて
厚生労働省医薬・生活衛生局長／
厚生労働省大臣官房医薬産業振興・医療情報審議官通知

本日、医薬品、医療機器等の品質、有効性及び安全性の確保等に関する法律施行規則及び臨床研究法施行規則の一部を改正する省令（令和 4 年厚生労働省令第 140 号。以下「改正省令」という。）が公布及び施行されます。

改正省令の趣旨、内容等については下記のとおりですので、御了知の上、関係団体、関係機関等に周知徹底を図るとともに、その実施に遺漏なきよう御配慮願います。

記

第 1 改正の趣旨

臨床研究法（平成 29 年法律第 16 号）第 2 条第 1 項の規定により、臨床研究は「医薬品等を人に対して用いることにより、当該医薬品等の有効性又は安全性を明らかにする研究」と定義されているが、同項の規定により、当該研究のうち、医薬品、医療機器等の品質、有効性及び安全性の確保等に関する法律（昭和 35 年法律第 145 号。以下「薬機法」という。）第 80 条の 2 第 2 項に規定する治験に該当するものその他厚生労働省令で定めるものは臨床研究法上の臨床研究から除外されている。

このため、製造販売後臨床試験のうち、使用成績評価並びに再審査及び再評価（以下単に「再審査・再評価等」という。）に係るものについては、臨床研究法施行規則（平成 30 年厚生労働省令第 17 号）第 2 条第 3 号から第 5 号までの規定により、臨床研究法上の臨床研究から除外されており、これに含まれない再審査・再評価等に係る製造販売後臨床試験以外の製造販売後臨床試験については、臨床研究法の対象となっている。

今般、厚生科学審議会臨床研究部会において令和 4 年 6 月 3 日に公表された「臨床研究法施行 5 年後の見直しに係る検討のとりまとめ」において、「再審査・再評価に係る製造販売後臨床試験以外の製造販売後臨床試験については、臨床研究法の対象とはせず、企業が「試験の計画・運営の責任を負うべき者」となる場合に

は、薬機法下で別途適切な基準に準拠して実施することができるよう、必要な見直しを行うべきである」とされたことを踏まえ、関係省令について所要の改正を行うものである。

第2　改正の内容

1　医薬品、医療機器等の品質、有効性及び安全性の確保等に関する法律施行規則（昭和36年厚生省令第1号。以下「薬機法施行規則」という。）の一部改正

医薬品の製造販売業者が薬機法施行規則第14条第1項に規定する医療用医薬品（体外診断用医薬品及び専ら疾病の診断に使用されることが目的とされている医薬品であって皮膚に貼り付けられるものを除く。）について行う製造販売後臨床試験（医薬品の製造販売後の調査及び試験の実施の基準に関する省令（平成16年厚生労働省令第171号）第2条第1項第3号に規定する製造販売後臨床試験をいう。以下「医薬品の製造販売後臨床試験」という。）の実施に当たり遵守すべき事項として、新たに次に掲げる事項を規定する。

- ・　医薬品の製造販売後臨床試験の実施に関する医薬品の製造販売後の調査及び試験の実施の基準に関する省令で定める基準に適合するものであること。
- ・　医薬品の製造販売後臨床試験を実施するに当たり世界保健機関が公表を求める事項その他医薬品の製造販売後臨床試験の実施の透明性の確保及び国民の医薬品の製造販売後臨床試験への参加の選択に資する事項をあらかじめ公表すること。（これを変更したときも、同様とする。）
- ・　医薬品の製造販売後臨床試験を中止し、又は終了したときは、原則として、医薬品の製造販売後臨床試験を中止した日又は終了した日のいずれか早い日から1年以内にその結果の概要を作成し、公表すること。

医療機器の製造販売業者が薬機法第23条の2の5第1項に規定する医療機器について行う製造販売後臨床試験（医療機器の製造販売後の調査及び試験の実施の基準に関する省令（平成17年厚生労働省令第38号）第2条第1項第3号に規定する製造販売後臨床試験をいう。）の実施に当たり遵守すべき事項及び再生医療等製品の製造販売業者が再生医療等製品について行う製造販売後臨床試験（再生医療等製品の製造販売後の調査及び試験の実施の基準に関する省令（平成26年厚生労働省令第90号）第2条第1項第3号に規定する製造販売後臨床試験をいう。）の実施に当たり遵守すべき事項として、新たに上記と同様の事項をそれぞれ規定する。

2　臨床研究法施行規則の一部改正

臨床研究法施行規則第2条第3号から第5号までに掲げる製造販売後調査等に、再審査・再評価等に係る製造販売後調査等以外の製造販売後調査等を追加し、臨床研究法上の臨床研究の対象外となる製造販売後調査等の範囲を拡大する。

第3　施行期日

公布の日（令和4年9月30日）から施行する。

第4　経過措置

医薬品の製造販売業者、医療機器の製造販売業者又は再生医療等製品の製造販売業者が、改正省令による改正前の臨床研究法施行規則第2条第3号から第5号までに掲げる製造販売後調査等（医薬品の製造販売後の調査及び試験の実施の基準に関する省令第2条第1項第3号、医療機器の製造販売後の調査及び試験の実施の基準に関する省令第2条第1項第3号及び再生医療等製品の製造販売後の調査及び試験の実施の基準に関する省令第2条第1項第3号に掲げるものに限る。）を実施する場合は、改正省令による改正後の薬機法施行規則第93条第2号及び第3号、第114条の54の2第2号及び第3号並びに第137条の55の2第2号及び第3号の規定は、令和5年9月30日までは、適用しない。

臨床研究法施行規則の施行等について

平成 30 年 2 月 28 日医政経発 0208 第 1 号・医政研発 0208 第 1 号
各〔都道府県・保健所設置市・特別区〕衛生主管部（局）長あて
厚生労働省医政局経済課長・医政局研究開発振興課長通知

（平成 30 年 4 月 9 日事務連絡「「臨床研究法施行規則等について」の正誤について」反映）
改正：令和 2 年 5 月 15 日医政研発 0515 第 1 号、令和 2 年 8 月 6 日医政研発 0806 第 7 号、令和 3
年 1 月 28 日医政研発 0128 第 1 号、令和 4 年 3 月 31 日医政研発 0331 第 1 号

　今般、臨床研究法施行規則（平成 30 年厚生労働省令第 17 号。以下「規則」という。）が平成 30 年 2 月 28 日付けで公布され、臨床研究法（平成 29 年法律第 16 号。以下「法」という。）と併せて、同年 4 月 1 日から施行される予定です。

　これらの趣旨、内容等については下記のとおりですので、御了知の上、関係団体、関係機関等に周知徹底を図るとともに、その実施に遺漏なきよう御配慮願います。

記

〔編注：施行通知記の 1 〜 5 の内容はここでは省略し、以下のように掲載〕

1．法第 1 章関係
　　(1) 〜 (3) →「施行通知 1.」として法律・施行規則該当条文の次に掲載

2．法第 2 章関係
　　(1) 〜 (74) →「施行通知 2.」として法律・施行規則該当条文の次に掲載

3．法第 3 章関係
　　(1) 〜 (37) →「施行通知 3.」として法律・施行規則該当条文の次に掲載

4．法第 4 章関係
　　(1) 〜 (6) →「施行通知 4.」として法律・施行規則該当条文の次に掲載

5．法附則関係
　　(1) 〜 (3) →「施行通知 5.」として法律附則の次に掲載

終了届書

年　　月　　日

地方厚生局長　　殿

研究責任医師（多施設共同研究として実施す　氏　名
る場合は、研究代表医師）　　　　　　　　住　所

　下記のとおり、臨床研究法施行規則（平成 30 年厚生労働省令第 17 号）第 24 条第 5 項の規定により提出します。

記

1　臨床研究の名称等

①	実施計画の実施計画番号	
②	研究名称	
③	平易な研究名称	
④	認定臨床研究審査委員会の名称(認定番号)	

2　臨床研究結果の要約

⑤	観察期間終了日 Completion date	
⑥	実施症例数 Result actual enrolment	
⑦	臨床研究の対象者の背景情報 Baseline Characteristics	
⑧	臨床研究のデザインに応じた進行状況に関する情報 Participant flow	
⑨	疾病等の発生状況のまとめ Adverse events	
⑩	主要評価項目及び副次評価項目のデータ解析及び結果 Outcome measures	
⑪	簡潔な要約 Brief summary	
⑫	公開予定日	
⑬	結果に関する最初の出版物での発表日 Date of the first journal publication of results	

⑭	結果と出版物に関するURL（複数可）	
	URL hyperlink(s) related to results and publications	

3　IPD（deidentified individual clinical trial participant-level data）シェアリング（**特定臨床研究の個々の対象者を識別できないように加工されたデータの共有**

⑮	特定臨床研究の個々の対象者を識別できないように加工されたデータを共有する予定	□ 有　　　□ 無
	Plan to share IPD	
⑯	上記予定の詳細	
	Plan description	

（留意事項）

(1) 用紙の大きさは、日本工業規格A4とすること。

(2) 提出は、正本1通とすること。

(3) ⑤の「観察期間終了日」は、全ての評価項目に係るデータの収集を行うための期間が終了した日（最後の臨床研究の対象者の最終観察日）を記入すること。

(4) ⑥の「実施症例数」は、当該臨床研究に参加した対象者数を記入すること。

(5) ⑦の「臨床研究の対象者の背景情報」は、全ての臨床研究の対象者、各群（臨床研究の対象者の最初の割付け）又は比較グループ（分析対象のグループ）について、臨床研究開始時に収集されたデータを記入すること。年齢、性別を含むこと。

(6) ⑧の「臨床研究のデザインに応じた進行状況に関する情報」は、臨床研究の各段階を通して、進捗や臨床研究の対象者数推移等を記入すること。

(7) ⑨の「疾病等の発生状況のまとめ」は、臨床研究の実施中又は研究終了後一定期間内に起こった臨床研究の対象者の疾病等（健康上の好ましくない変化（臨床検査値異常を含む）、全ての重篤な有害事象、死亡）について記入すること。

(8) ⑩の「主要評価項目及び副次評価項目のデータ解析及び結果」は、各群又は比較グループごとに、主要評価項目及び副次評価項目及びそれらの指標に関するデータ、科学的に適切な統計学的分析の結果等を記入すること。

(9) ⑫の「公開予定日」は、臨床研究法施行規則第24条第5項に規定する総括報告書の概要、研究計画書、統計解析計画書の公開が可能な予定日を記入すること。

(10) ⑬の「結果に関する最初の出版物での発表日」及び⑭の「結果と出版物に関するURL（複数可）」について、終了届書の提出時点では記入できない場合は空欄で提出し、公開時に厚生労働省が整備するデータベースに記録することにより、公開すること。

(11) ⑯の「上記予定の詳細」には、「特定臨床研究の個々の対象者の匿名化されたデータを共有する予定」で「有」を選択した場合、いつどのような方法でどのデータを共有するかを記入すること。

別紙様式2－1

疾病等報告書（医薬品）

年　　月　　日

独立行政法人医薬品医療機器総合機構　理　殿
事長

研究責任医師（多施設共同　氏　名
研究として実施する場合は、所　属　（部署まで）
研究代表医師）　　　　　住　所
電　話　　　　　　　ＦＡＸ

　下記のとおり、特定臨床研究の実施に伴い疾病等が発生したので、臨床研究法（平成29年法律第16号）第14条の規定により報告します。

記

続報　　　　　　　：既に医薬品医療機器総合機構へ報告した症例の続報の場合はチェック　　□
追加報告予定の　：本報告後に医薬品医療機器総合機構への追加報告（続報）の予定の有無　□有　□無
有無

| □ | 未承認医薬品 |
| □ | 適応外使用 |

特定臨床研究の名称		臨床研究実施計画番号	

<table>
<tr><td rowspan="7">患者情報</td><td colspan="2">患者イニシャル</td><td colspan="2">患者識別コード等</td><td></td></tr>
<tr><td>性別
□男　□女</td><td>副作用等発現年齢
　　歳（乳児：　ヶ月
週）</td><td>身長
　　　　cm</td><td>体重
　　　kg</td><td>妊娠
□無□有（妊娠　　週）□不明</td></tr>
<tr><td>原疾患・合併症
1.

2.</td><td>既往歴
1.

2.</td><td>過去の副作用歴
□無・□有
医薬品名：
副作用名：
□不明</td><td colspan="2">特記事項
飲酒　□有（　　）□無　□不明
喫煙　□有（　　）□無　□不明
ｱﾚﾙｷﾞｰ□有（　　）□無　□不明
その他（　　　　　　　　）</td></tr>
</table>

<table>
<tr><td rowspan="7">副作用等に関する情報</td><td>副作用等の名称又は
症状、異常所見</td><td>副作用等の重篤性
重篤の場合、＜重篤の判定基準＞の該当する番号を（）記入</td><td colspan="2">発現期間
（発現日～転帰日）</td><td>副作用等の転帰
後遺症ありの場合、（）に症状を記入</td></tr>
<tr><td>1.</td><td>□重篤 → （　　）
□非重篤</td><td colspan="2">　　年　　月　　日
～　　年　　月　　日</td><td>□回復　□軽快　□未回復
□死亡　□不明
□後遺症あり（　　　　　）</td></tr>
<tr><td>2.</td><td>□重篤 → （　　）
□非重篤</td><td colspan="2">　　年　　月　　日
～　　年　　月　　日</td><td>□回復　□軽快　□未回復
□死亡　□不明
□後遺症あり（　　　　　）</td></tr>
<tr><td colspan="2">＜重篤の判定基準＞

①：死亡　②：障害　③：死亡につながるおそれ

④：障害につながるおそれ　⑤：治療のために入院又は入院期

間の延長</td><td colspan="2">＜死亡の場合＞

被疑薬と死亡の因果関係：

□有　□無　□不明</td><td>＜胎児への影響＞

□影響あり　□影響なし

□不明</td></tr>
</table>

⑥：①〜⑤に準じて重篤である　⑦：後世代における先天性の疾病又は異常						
被疑薬及び使用状況に関する情報	被疑薬の名称（国内承認済製品の場合は販売名、盲検解除前は名称の前に「B_」）	国内承認済製品の場合は製造販売業者の名称（業者への情報提供の有無）	投与経路	1日投与量（1回量×回数）	投与期間（開始日〜終了日）	使用理由（疾患名、症状名）
		（□有□無）			〜	
		（□有□無）			〜	
		（□有□無）			〜	

↑　最も関係が疑われる被疑薬に○をつけてください。

併用薬(副作用発現時に使用していたその他の医薬品の販売名　可能な限り投与期間もご記載ください。)

副作用等の発現及び処置等の経過（記入欄が不足する場合は裏面の報告者意見の欄等もご利用ください。）

年　　月　　日	※被疑薬投与前から副作用等の発現後の全経過において、関連する状態・症状、検査値等の推移、診断根拠、副作用に対する治療・処置、被疑薬の投与状況等を経時的に記載してください。検査値は下表もご利用ください。

副作用等の発現に影響を及ぼすと考えられる上記以外の処置・診断　：□有　□無
有りの場合 → （□放射線療法　□輸血　□手術　□麻酔　□その他（　　　　　　　　））

再投与：□有　□無　　有りの場合→　再発：□有　□無	ワクチンの場合、ロット番号（　　　　　　　　）

発生機関の情報
発生機関名：
問い合わせ先　氏名：
施設名（所属部署まで）
（職種：□医師、□歯科医師、□薬剤師、□看護師、□その他（　　　　　　　　　　））
住所：〒
電話：　　　　　　　　　FAX：　　　　　　　　E-mail：

報告者意見（副作用歴、薬剤投与状況、検査結果、原疾患・合併症等を踏まえ、被疑薬と副作用等との関連性について意見を記載）

検査値（投与前、発現日、転帰日の副作用等と関係のある検査値等を記入）

検査日 検査項目(単位)	/	/	/	/	/	/

（留意事項）

(1) 「副作用等」は、臨床研究法第 13 条に規定する「疾病等」をいう。

(2) 研究責任医師（多施設共同研究として実施する場合は、研究代表医師）から報告された情報について、独立行政法人医薬品医療機器総合機構（以下「機構（PMDA）」という。）は、情報を整理し、その結果を厚生労働大臣に報告する。また、製造販売承認等を取得している医薬品に係る報告の場合、原則として、機構（PMDA）からその医薬品を供給する製造販売業者等へ情報提供を行い、機構（PMDA）又は当該製造販売業者は、報告を行った医療機関等に対し詳細な調査を行う。

(3) 報告された情報について、安全対策の一環として広く公表することがあるが、その場合には、施設名及び患者のプライバシー等に関する部分は除いて公表する。

(4) 記入欄が不足する場合は、別紙に記載し、本報告書に添付すること。

(5) 承認の範囲内で医薬品（抗がん剤等の一部の除外医薬品を除く。）を投与した臨床研究による健康被害については、医薬品等副作用救済制度又は生物由来製品等感染等被害救済制度（お問い合わせ先 0120-149-931（ﾌﾘｰﾀﾞｲﾔﾙ））があるため、報告される副作用等がこれらの制度の対象となると思われるときには、当該患者に本制度を紹介すること（ただし、使用された医薬品が抗がん剤等の対象除外医薬品である場合や、副作用等による健康被害が入院相当の治療を要さない場合には、制度の対象とはならない）。

詳細は機構（PMDA）のホームページ（http://www.pmda.go.jp/relief-services/index.html）を参照。

(6) 本報告は、原則電子メールにて、医薬品医療機器総合機構安全第一部情報管理課宛に送付すること。

（電子メール：trk-shippeitouhokoku@pmda.go.jp、FAX：0120-395-390）

別紙様式 2 － 2

疾病等報告書（医療機器）

年　　月　　日

独立行政法人医薬品医療機器総合機構　理 殿
事長

	研究責任医師（多施設共同	氏　名	
研究として実施する場合は、	所　属	（部署まで）
研究代表医師）	住　所	
	電　話	ＦＡＸ

　下記のとおり、特定臨床研究の実施に伴い疾病等が発生したので、臨床研究法（平成29年法律第16号）第14条の規定により報告します。

記

続報　　　　　　：既に医薬品医療機器総合機構へ報告した症例の続報の場合はチェック　　□
追加報告予定の　：本報告後に医薬品医療機器総合機構への追加報告（続報）の予定の有無　□有　□無
有無

| □ | 未承認等医療機器 |
| □ | 適応外使用 |

| 特定臨床研究の名称 | | 臨床研究実施計画番号 | |
| 患者イニシャル | | 患者識別コード等 | |

| 不具合・健康被害発現年齢 | 歳 | 身長 | cm | その他特記すべき事項
□飲酒　（　　　　）
□喫煙　（　　　　）
□アレルギー（　　　　）
□その他（　　　　） |
| 性別：
□男 ・□女 | 妊娠：
□無 ・□有（妊娠　　週）・
□不明 | 体重 | kg | |

○不具合・健康被害の原因と考えられる医療機器（特定できない場合は複数記載していただいて結構です。盲検解除前の場合は、名称の前に「B」をつけてください。）

製品名	
製造販売業者名 （承認等済みの場合）	
承認番号 （承認等済みの場合）		ロット番号・製造番号・ JANコード（任意）	

○不具合・健康被害の状況

　医療機器の不具合：□無 ・ □有（内容：　　　　　　　　　　　　　　）

　患者等の健康被害：□無 ・ □有（内容：　　　　　　　　　　　　　　）

○医療機器の不具合・健康被害の発生経緯（不具合・健康被害が発生した日時とその後の発生）

使用開始日時　　　　年　　月　　日　　時	その後の発生　　　　年　　月　　日　　時
不具合発生日時　　　　年　　月　　日　　時	（再現性）　　　　　　年　　月　　日　　時

○医療機器の用途等（使用目的、併用した医療機器／医薬品、医療機器分類）

○医療機器の現状（体内遺存、廃棄、回収等）

○医療機器の取扱者　□医師　□歯科医師　□臨床工学技士　□診療放射線技師　□看護師　□患者　□その他（　　　　　）

○不具合・健康被害後の患者等の症状、処置等に関する経過及びコメント

　　年　　月　　日

○医療機器の構造的、材質的又は機能的欠陥に関するコメント

○報告者意見欄（再発防止の対処方法、類似した不具合・健康被害が発生する危険性、類似した不具合により
　想定される健康被害の程度等）

○　製造販売業者への情報提供の有無　　　　　　□報告済　・□未
○　現品（医療機器）の製造販売業者への返却　　□返却済　・□未
※発生原因の追求、安全対策の検討のため、製造販売業者への情報提供・現品返却にご協力をお願いいたし

ます。

○発生機関の情報

発生機関名：

問い合わせ先　氏名：

施設名（所属部署まで）

（職種：□医師、□歯科医師、□薬剤師、□看護師、□その他（　　　　　　　　　　　　　　　　　　　　）））

住所：〒

電話：　　　　　　　　　　　FAX：　　　　　　　　　　　E-mail：

（留意事項）

(1)「健康被害」は、臨床研究法第13条に規定する「疾病等」をいう。

(2) 研究責任医師（多施設共同研究として実施する場合は、研究代表医師）から報告された情報について、独立行政法人医薬品医療機器総合機構（以下「機構（PMDA）」という。）は、情報を整理し、その結果を厚生労働大臣に報告する。また、製造販売承認等を取得している医療機器に係る報告の場合、原則として、機構（PMDA）からその製品を供給する製造販売業者等へ情報提供を行い、機構（PMDA）又は当該製造販売業者は、報告を行った医療機関等に対し詳細な調査を行う。

(3) 報告された情報について、安全対策の一環として広く公表することがあるが、その場合には、施設名及び患者のプライバシー等に関する部分は除いて公表する。

(4) 記入欄が不足する場合は、別紙に記載し、本報告書に添付すること。

(5) 承認の範囲内で使用した生物由来製品を介した感染等による健康被害については生物由来製品等感染等被害救済制度（お問い合わせ先 0120-149-931（フリーダイヤル））があるため、報告される感染症がこの制度の対象となると思われるときには、当該患者に本制度を紹介すること。

　　　詳細は機構（PMDA）のホームページ（http://www.pmda.go.jp/relief-services/index.html）を参照。

(6) 本報告は、原則電子メールにて、医薬品医療機器総合機構安全第一部情報管理課宛に送付すること。

　　（電子メール：trk-shippeitouhokoku@pmda.go.jp、FAX：0120-395-390）

別紙様式3

定期報告書

年　　月　　日

地方厚生局長　　殿

研究責任医師（多施設共同研究として実　氏　名　　　　　　　　　　　　　　　印
施する場合は、研究代表医師）　　　　住　所

　下記のとおり、特定臨床研究の実施状況について、臨床研究法（平成29年法律第16号）第18条の規定により報告します。

記

実施計画の実施計画番号			
研究名称			
平易な研究名称			
認定臨床研究審査委員会の名称（認定番号）			
認定臨床研究審査委員会による継続の適否			
報告期間			年　月　日　～　年　月　日
臨床研究の対象者の数	予定症例数		例
	同意取得例数	報告期間における症例数	例
		累積症例数	例
	実施例数	報告期間における症例数	例
		累積症例数	例
		完了症例数	例
		中止症例数	例
	補償の対象となった件数（事象毎）		件
	法第13条に基づく疾病等報告件数（事象毎）		件

（留意事項）

  (1) 用紙の大きさは、日本工業規格Ａ４とすること。

  (2) 提出は、正本１通とすること。

  (3) 実施症例数の「完了症例数」、「中止症例数」は、累積数の内数を記入すること。

  (4) 「補償の対象となった件数」及び「法第13条に基づく疾病等報告件数」は、臨床研究の対象者の症例数でなく、事象の件数を記入すること。

再生医療等の安全性の確保等に関する法律施行規則及び臨床研究法施行規則の一部を改正する省令の施行における運用上の留意事項について

令和 2 年 4 月 30 日医政研発 0430 第 2 号
各〔都道府県・保健所設置市・特別区〕衛生主管部（局）長あて
厚生労働省医政局研究開発振興課長通知

再生医療等の安全性の確保等に関する法律施行規則及び臨床研究法施行規則の一部を改正する省令（令和 2 年厚生労働省令第 93 号。以下「改正省令」という。）が令和 2 年 4 月 30 日付けで公布され、同日付けで施行されます。

改正省令の内容については「再生医療等の安全性の確保等に関する法律施行規則及び臨床研究法施行規則の一部を改正する省令の施行について」により通知しましたが、改正省令の運用上の留意事項を下記のとおり定め、同日付けで適用することとしましたので、ご了知の上、関係団体、関係機関等に周知徹底を図るとともに、その実施に遺漏なきようご配慮をお願いします。

記

1．再生医療等の安全性の確保等に関する法律（平成 25 年法律第 85 号。以下この 1 において「法」という。）第 3 章関係及び再生医療等の安全性の確保等に関する法律規則（平成 26 年厚生労働省令第 110 号。以下この 1 において「規則」という。）第 64 条の 2 第 5 項関係

(1)　当分の間、以下に該当する再生医療等に係る審査意見業務を行う場合であって、テレビ会議を行うための環境を有さないなど、対面又はテレビ会議による開催が困難な場合は、「災害その他やむを得ない事由があり、かつ、保健衛生上の危害の発生若しくは拡大の防止又は再生医療等を受ける者の保護の観点から、緊急に再生医療等を提供し、又は変更する必要がある場合」に該当するものとする。

①　感染症など災害その他やむを得ない事由がある際に、保健衛生上の危害の発生又は拡大を防止するため、新たに緊急に提供する必要がある再生医療等

②　感染症など災害その他やむを得ない事由がある際に、当該事由に対するものに限定はされないが、生命の保護の観点から新たに緊急に提供する必要がある再生医療等

③　既に提供している再生医療等であって、保健衛生上の危害の拡大を防止するため、あるいは生命の保護の観点から、緊急で提供計画を変更せざるを得ない再生医療等

(2)　書面により審査等業務を行う場合においては、委員の出席を書面による確認に代えることができるのみであり、規則第 63 条、第 64 条及び第 65 条第 2 項の規定を含め、そのほかの法及び規則で定める要件を満たす必要があることに留意すること。例えば、以下に留意すること。
①　規則第 63 条及び第 64 条に掲げる要件を満たした委員全員から意見を聴く必要があること。
②　新規の再生医療等提供計画の審査等業務においては、技術専門員からの評価書を確認する必要があること。
③　再生医療等提供計画の変更の審査等業務においては、必要に応じ、技術専門員の意見を聴く必要があること。
④　結論を得るに当たっては、原則として、意見を聴いた委員の全員一致をもって行うよう努めること。ただし、意見を聴いた委員全員の意見が一致しないときは、意見を聴いた委員の過半数の同意を得た意見を当該認定再生医療等委員会の結論とすることができること。特に一般の立場の者である委員の意見を聴くよう配慮すること。

(3)　書面による審査等業務については、(2)を満たした上で、持ち回りによるメール等で委員の意見を聴くことを含むものであること。なお、この場合、審査等業務に関する規程にあらかじめ定める方法により、実施することが望ましい。

(4)　認定再生医療等委員会は、後日、当該再生医療等の提供に当たって留意すべき事項又は改善すべき事項について結論を得なければならない。この場合、法第 20　条第 1 項に規定する定期報告までに、当該再生医療等に係る最新の科学的知見を反映させ、安全性が確保された再生医療等を提供することを目的として、対面による審査等業務が可能になった段階で、速やかに意見を述べること。

2．臨床研究法（平成 29 年法律第 16 号。以下「法」という。）第 3 章関係
(1)　臨床研究法施行規則（平成 30 年厚生労働省令第 17 号。以下「規則」という。）第 66 条第 4 項第 5 号関係
　　「災害その他やむを得ない事由」とは、感染症などの発生時において、対面による開催が困難であって、かつ、テレビ会議を行うための環境を有さない場合をいう。

(2) 規則第80条第6項関係

① 当分の間、以下に該当する臨床研究に係る審査意見業務を行う場合であって、テレビ会議を行うための環境を有さないなど、対面又はテレビ会議による開催が困難な場合は、「災害その他やむを得ない事由があり、かつ、保健衛生上の危害の発生若しくは拡大の防止又は臨床研究の対象者の保護の観点から、緊急に臨床研究を実施し、又は実施計画を変更する必要がある場合」に該当するものとする。

（ア）感染症など災害その他やむを得ない事由がある際に、保健衛生上の危害の発生又は拡大を防止するため、新たに緊急に実施する必要がある医薬品等の臨床研究

（イ）感染症など災害その他やむを得ない事由がある際に、当該事由に対するものに限定はされないが、生命の保護の観点から新たに緊急に実施する必要がある医薬品等の臨床研究

（ウ）既に実施している臨床研究であって、保健衛生上の危害の拡大を防止するため、あるいは生命の保護の観点から、緊急で実施計画を変更せざるを得ない臨床研究

② 書面により審査を行う場合においては、委員の出席を書面による確認に代えることができるのみであり、第80条第1項及び第2項並びに第82条の規定を含め、そのほかの法及び規則で定める要件を満たす必要があることに留意すること。例えば、以下に留意すること。

（ア）規則第66条第2項第2号から第6号までに掲げる要件を満たした委員全員から意見を聴く必要があること。

（イ）新規の実施計画の審査意見業務においては、技術専門員からの評価書を確認する必要があること。

（ウ）実施計画の変更の審査意見業務においては、必要に応じ、技術専門員の意見を聴く必要があること。

（エ）結論を得るに当たっては、原則として、意見を聴いた委員の全員一致をもって行うよう努めること。ただし、意見を聴いた委員全員の意見が一致しないときは、意見を聴いた委員の過半数の同意を得た意見を当該認定臨床研究審査委員会の結論とすることができること。

③ 書面による審査意見業務については、②を満たした上で、持ち回りによるメール等で委員の意見を聴くことを含むものであること。なお、この場合、審査意見業務に関する規程にあらかじめ定める方法により、実施することが望ましい。

④ 認定臨床研究審査委員会は、後日、当該特定臨床研究の実施に当たって留意すべき事項又は改善すべき事項について結論を得なければならない。この場合、法第17条第1項に規定する定期報告までに、当該特定臨床研

究に係る最新の科学的知見を反映させ、安全性が確保された特定臨床研究を実施することを目的として、対面による審査等業務が可能になった段階で、速やかに意見を述べること。

臨床研究法における臨床研究の利益相反管理について

平成 30 年 11 月 30 日医政研発 1130 第 17 号
各〔都道府県・保健所設置市・特別区〕衛生主管部（局）長あて
厚生労働省医政局研究開発振興課長通知

　臨床研究法における臨床研究の利益相反管理については、「臨床研究法における臨床研究の利益相反管理について」（平成 30 年 3 月 2 日付け医政研発 0302 第 1 号厚生労働省医政局研究開発振興課長通知。以下「利益相反管理通知」という。）により、その運用を示してきたところですが、今般、再生医療等の安全性の確保等に関する法律施行規則及び臨床研究法施行規則の一部を改正する省令（平成 30 年厚生労働省令第 140 号。参考資料参照。）の公布等に伴い、下記のとおりとし、平成 31 年 4 月 1 日から適用することとしましたので、御了知の上、関係団体、関係機関等に周知徹底を図るとともに、その実施に遺漏なきよう御配慮願います。

　なお、これに伴い、利益相反管理通知は、平成 31 年 3 月 31 日をもって廃止します。また、臨床研究における利益相反管理の円滑な実施を推進する観点から、「研究規制環境の変化に対応した新たな研究倫理支援体制構築に関する研究」（平成 29 年度日本医療研究開発機構研究費（臨床研究・治験推進研究事業））において取りまとめられた「臨床研究法における利益相反管理ガイダンス」について、今般、全ての認定臨床研究審査委員会が参画する協議会における議論等を踏まえ、利益相反の確認の対象となる企業の範囲や製薬企業による役務提供の取扱いの明確化、その他必要な記載整備について別添 1 のとおり見直されるとともに、利益相反管理に係るQ＆Aが別添 2 のとおりとりまとめられましたので、運用の参考として併せて周知いただきますようお願いします。

記

1　利益相反管理の目的

　産学官における協力研究の推進により、臨床研究分野における協力関係が複雑化している状況において、今後、産学官の協力関係の一層の強化が必要となっている。このため、臨床研究において、医薬品等製造販売業者等（臨床研究法施行規則（平成 30 年厚生労働省令第 17 号。以下「規則」という。）第 21 条第 1 項第 1 号に規定する医薬品等製造販売業者等をいう。以下同じ。）の関与の状況（以下「利益相反状況」という。）を把握し、適正に管理するとともに透明

性を高めることにより、国民の臨床研究に対する信頼の確保を図ることで、適切な臨床研究を推進することを目的とする。

2　利益相反管理の概要

(1)　研究責任医師（研究代表医師を含む。）は、実施しようとする臨床研究に関する利益相反管理基準（規則第21条第1項に規定する利益相反管理基準をいう。以下同じ。）を作成し、同項第1号に規定する関与を確認した上で、当該臨床研究に用いる医薬品等の製造販売をし、若しくはしようとする医薬品等製造販売業者又はその特殊関係者の関与について、規則第21条第1項第2号に規定する研究責任医師が実施する臨床研究に従事する者及び研究計画書に記載されている者であって、当該臨床研究を実施することによって利益を得ることが明白な者（以下これらの者を「利益相反申告者」という。）に同号に規定する関与の確認を依頼すること。

(2)　利益相反申告者は、実施医療機関の管理者又は所属機関の長に対して自らの利益相反状況について確認を依頼すること。

(3)　研究責任医師は、これらの確認結果により把握した利益相反状況を踏まえ、利益相反管理基準に基づき、利益相反管理計画（規則第21条第3項に規定する利益相反管理計画をいう。以下同じ。）を作成し、それらに従って適切に利益相反管理を行うこと。

3　利益相反管理基準

(1)　利益相反管理基準については、多施設共同研究の場合も含め、一の研究計画書（規則第1条第3号に規定する研究計画書をいう。）について一の利益相反管理基準を作成すること。

(2)　多施設共同研究の場合にあっては、一の利益相反管理基準に基づき、実施医療機関ごとに研究責任医師が利益相反管理計画を作成すること。

(3)　利益相反管理基準には、次に掲げる内容を含むこと。

①　規則第21条第1項各号に規定する関与について、研究計画書及び説明同意文書に記載し、研究結果の公表時に開示するとともに、医薬品等製造販売業者等から研究資金等の提供を受ける場合にあっては、法第32条の規定に基づき契約を締結する旨

（※）医薬品等製造販売業者が製造販売をし、又はしようとする医薬品等を用いた臨床研究において、当該医薬品等製造販売業者又はその特殊関係者から当該臨床研究の実施に重大な影響を与えるおそれがあると考えられる役務（以下「特定役務」という。）の提供を受ける場合にあっては、その役務が有償か無償かにかかわらず、当該医薬品等製造販売業者又はその特殊関係者の関与について研究計画書及び説明同意文書に記載するとともに、研究結果の公表時に開示すること。

② 利益相反状況の確認の手続及び変更が生じた場合の手続

③ 臨床研究の実施に影響を与えるおそれがあると考えられる重大な利益相反状況その他これに類する重大な利益相反状況の特定方法（特定のための判定値等を含む。）

④ 重大な利益相反状態にある研究責任医師及び研究分担医師が臨床研究に従事する場合における従事の条件等

　（※）研究責任医師の配偶者等の密接な関係を有する者が重大な利益相反状況にある場合を含む。

⑤ 医薬品等製造販売業者等の研究者が臨床研究に従事する場合における従事の条件等

4　利益相反の確認

(1) 規則第21条第1項第1号に規定する関与については、次に掲げるところにより確認すること。

① 研究責任医師は、利益相反管理基準に基づき、規則第21条第1項第1号に規定する関与の有無について確認の上、関与がある場合にあっては、その関与の状況について記載した書類（以下「関係企業等報告書」という。）を作成すること。

② 多施設共同研究の場合にあっては、一の研究計画書について一の関係企業等報告書を作成すること。

③ 関係企業等報告書においては、次に掲げる事項への該当性等について記載すること。

　（ア）医薬品等製造販売業者が製造販売をし、又はしようとする医薬品等を用いる臨床研究に該当するか

　（イ）医薬品等製造販売業者等からの当該臨床研究に対する研究資金等の提供があるか

　（ウ）医薬品等製造販売業者等からの当該臨床研究に使用する物品（医薬品等を含む。）、施設等又は役務の無償又は相当程度に安価での提供・貸与があるか

　　（※）特定役務にあっては、有償（相当程度に安価な場合を除く。）での提供についても該当する。

　（エ）医薬品等製造販売業者等に在籍している者等の当該臨床研究への従事があるか

(2) 規則第21条第1項第2号に規定する関与については、次に掲げるところにより確認すること。

① 利益相反申告者は、実施医療機関の管理者又は所属機関の長が規則第21条第2項の規定による事実関係の確認に当たり、同条第1項第2号に規定する関与の状況を記載した書類（以下「研究者利益相反自己申告書」とい

う。）を作成すること。

② 研究者利益相反自己申告書においては、次に掲げる事項への該当性等について記載すること。

（ア）当該臨床研究に用いる医薬品等の製造販売をし、若しくはしようとする医薬品等製造販売業者又はその特殊関係者から提供を受けた寄附金の総額（判定値を含む。）及び当該臨床研究に用いる医薬品等の製造販売をし、若しくはしようとする医薬品等製造販売業者又はその特殊関係者が提供する寄附講座に所属しているか

（イ）当該臨床研究に用いる医薬品等の製造販売をし、若しくはしようとする医薬品等製造販売業者又はその特殊関係者から提供を受けた利益等があるか（判定値を含む。）

（※）利益相反申告者の配偶者等の密接な関係を有する者が当該臨床研究に用いる医薬品等の製造販売をし、若しくはしようとする医薬品等製造販売業者又はその特殊関係者から提供を受けた利益等を含む。

（ウ）当該臨床研究に用いる医薬品等の製造販売をし、若しくはしようとする医薬品等製造販売業者又はその特殊関係者によるその他関与があるか

5 実施医療機関の管理者等の確認

(1) 実施医療機関の管理者又は所属機関の長は、規則第 21 条第 2 項に規定する報告書（以下「利益相反状況確認報告書」という。）の作成に当たり、助言、勧告その他の措置の必要性について確認するため、実施医療機関に設置する利益相反管理委員会等の意見を聴くこととしても差し支えない。

(2) 利益相反管理基準及び規則第 21 条第 1 項各号に規定する関与の事実関係の確認を行う場合であって、研究責任医師と実施医療機関の管理者又は所属機関の長が同一の場合においては、当該確認を適切に行うことができる同機関の他の者が確認を行うとともに、その旨を報告書に記載すること。

6 利益相反管理計画

研究責任医師は、関係企業等報告書及び利益相反状況確認報告書により把握した利益相反状況を踏まえた上で、利益相反管理計画を作成すること。その際、利益相反確認報告書において特段の注意喚起が付された場合にあっては、その意見の内容を利益相反管理計画に必ず特記すること。

7 認定臨床研究審査委員会の審査

(1) 臨床研究開始後に、規則第 21 条第 1 項各号に規定する関与が新たに生じた場合にあっては、次に掲げるとおりとすること。

① 新たに規則第 21 条第 1 項第 1 号の関与が生じた場合にあっては、研究責任医師は、利益相反管理計画を変更し、研究責任医師（臨床研究を多施設

共同研究として実施する場合にあっては、研究代表医師）は認定臨床研究
審査委員会の意見を聴くこと。

② 　新たに規則第 21 条第 1 項第 2 号の関与が生じた場合にあっては、利益相
反申告者は、研究者利益相反自己申告書を再度作成し、実施医療機関の管
理者又は所属機関の長の確認を受けること。この場合において、利益相反
管理計画に変更が必要な場合にあっては、研究責任医師（臨床研究を多施
設共同研究として実施する場合にあっては、研究代表医師）は、当該変更
後の利益相反管理計画について認定臨床研究審査委員会の意見を聴くこと。

(2) 研究責任医師は、利益相反管理計画に変更がない場合であっても、年に一度、
規則第 21 条第 1 項各号に規定する関与の状況について確認の上、法第 17 条
第 1 項の規定に基づき、認定臨床研究審査委員会に報告すること。

以上

別添1

臨床研究法における利益相反管理ガイダンス

平成 30 年 3 月 2 日

一部改訂　平成 30 年 11 月 30 日

1．利益相反管理の目的

本ガイダンスでいう利益相反（Conflict of Interest: COI）とは、企業の研
究への関与や、研究に関わる企業と研究者との間に経済的利益関係が存在する
ことにより、研究で必要とされる公正かつ適正な判断が損なわれると第三者か
ら懸念されかねない状態のことをいう。

すなわち、利益相反に対する懸念は、企業の関与や経済的利益の存在そのも
のに対するものではなく、これら利益の存在によって、研究の信頼性が損なわ
れ、研究対象者の保護がおろそかになる可能性に対するものである。実際、臨
床研究を適切に実施するためには一定の研究資金の確保は必要であり、そのた
めに研究者が企業からの資金援助を受けることは否定されるものではない。ま
た、利益相反の問題は「事実」としての不当な影響ではなく、あくまでも周囲
からそのように見えるという「見え方」を問題にしている点にも留意する必要
がある。そもそも研究者の判断が経済的利益によって歪められていることを証
明することは困難であり、仮にそれが明確な場合は別種の問題となる。

したがって、利益相反への対応は、研究者自身が潜在的な利益相反を適切に
管理し、社会への説明責任を果たすことを主眼とするものである。これにより
研究対象者及び国民の臨床研究に対する信頼を得る一助とすることが利益相反

管理の目的である。

２．本ガイダンスのねらい

　本ガイダンスは、臨床研究法に基づき実施される臨床研究において適切な利益相反管理がなされるよう、推奨される利益相反管理基準及び各機関における運用のために利用可能な様式等を示すものである。作成に際しては、全国の医療機関における利益相反管理の実態調査を行い、国内外の利益相反に関する指針等を精査した上で、必要最低限の基準を定め、可能な限り簡便化された標準的な手続を提示することとした。多施設共同研究が増大している現在、どの施設でも対応可能な基準及び手続を示し、一定の質を担保した利益相反管理の在り方を示すことが適切な研究実施には不可欠であるためである。とりわけ、臨床研究法では従来の研究者からの自己申告に加え、所属機関での事実確認というプロセスが加味されている。これらの新たな手続が研究申請の手続を不合理に妨げないよう、本ガイダンスに沿った標準的な利益相反管理の手続が全国的に普及することが期待される。

　また、臨床研究法においては、最終的な判断は認定臨床研究審査委員会で行われるものの、利益相反の管理プロセスの一部は研究実施機関内で完結する必要がある。とりわけ、利益相反申告者の個人収入等はプライバシーに関わる機微な情報であり、限定された範囲での閲覧となるよう配慮されるべきである。そのため、個人収入に関わる申告内容については、従前どおり所属機関内部での取扱いとした。多施設共同研究の場合、各機関の研究責任医師が最終的には利益相反管理計画を作成した上で、研究代表医師がそれらを取りまとめて認定臨床研究審査委員会に提出することになる。

　なお、本ガイダンスでは臨床研究法施行規則（平成 30 年厚生労働省令第 17号。以下「規則」という。）に則して、個人収入に関わる研究者の自己申告に加え、研究に対する企業の関与についても申告を求めている。この点については従来から何をもって当該研究に関係する企業と判断するかの解釈には幅があり、狭くとれば研究対象となる製品を販売している企業のみが「関係する企業」となるが、広くとれば、研究対象となる製品の競合製品を販売している企業も「関係する企業」となる。本ガイダンスでは、研究者個人に対して関係する企業の範囲はあくまでも当該研究に対する直接的な関与に絞り、研究に対する関与としては研究資金、物品、役務等の提供がある場合には申告を求めることとした点に留意されたい。

　以下ではまず、規則において研究責任医師等が作成を求められている「利益相反管理基準」、「関係企業等報告書」、「研究者利益相反自己申告書」、「利益相反状況確認報告書」及び「利益相反管理計画」について、それぞれに含めるべき内容を定めた上で、具体的な管理プロセスを示す。なお、実際の利益相反管理業務において使用する書式については別途参考資料として文末に付した。併

せて参照されたい。

3．研究責任医師等が作成を求められている文書について

A．利益相反管理基準（様式A）

利益相反管理基準（様式A）は、以下の内容とすること。

(1) 研究責任医師は、次に掲げる事項について、研究計画書及び説明文書に記載し、研究結果の公表時に開示すること。研究責任医師以外の者が研究成果を公表する場合も、同様に開示すること。

① 規則第 21 条第1項第1号に規定する関与（研究に対する関与）として、次に掲げる関与が有る場合には、その内容

ア 医薬品等製造販売業者（臨床研究における医薬品等を製造販売し、又はしようとする医薬品等製造販売業者以外の医薬品等製造販売業者を含む。）又はその特殊関係者（以下「製薬企業等」という。）からの当該臨床研究に対する研究資金等の提供

イ 製薬企業等からの当該臨床研究に使用する物品（医薬品、医療機器、機材、試料等）、施設等の無償又は相当程度に安価での提供・貸与

ウ 製薬企業等からの当該臨床研究に係る役務（データの生成・固定・解析に関与する業務（データ入力、データ管理、効果安全性評価委員会への参画、モニタリング、統計・解析等）、研究計画書作成、発表資料作成協力（論文作成協力、予稿作成、報告書作成等）、被験者リクルート、監査）の無償又は相当程度に安価での提供

ただし、当該臨床研究に用いる医薬品等を製造販売し、若しくはしようとする医薬品等製造販売業者又はその特殊関係者（以下「対象薬剤製薬企業等」という。）からの被験者リクルート、データ管理、効果安全性評価委員会への参画、モニタリング、統計・解析又は監査に関する役務（以下「特定役務」という。）については、相当程度に安価ではない有償での提供を含む。

エ 製薬企業等に在籍している者及び過去 2 年間在籍していた者の当該臨床研究への従事

② 規則第21 条第1項第2号に規定する関与（研究者等個人に対する関与）として、次に掲げる関与（利益相反の申告年度及びその前年度における関与に限る。）がある場合には、その内容

ア 研究責任医師、研究分担医師、統計解析担当責任者及び研究計画書に記載されている者であって、当該臨床研究を実施することによって利益を得ることが明白な者（以下「利益相反申告者」という。）に対する対象薬剤製薬企業等からの年間合計 200 万円を超える寄附金（実質的に使途を決定し得るものに限り、間接経費を含む受入総額をいう。以下同じ。）

イ　利益相反申告者の対象薬剤製薬企業等が提供する寄附講座への所属

ウ　利益相反申告者又は利益相反申告者と生計を同じにする配偶者及びその一親等の親族（親・子）（以下「利益相反申告者等」という。）に対する対象薬剤製薬企業等からの年間合計 100 万円以上の個人的利益（給与・講演・原稿執筆・コンサルティング・知的所有権・贈答・接遇等による収入をいう。以下同じ。）

エ　利益相反申告者等の対象薬剤製薬企業等の役員（株式会社の代表取締役・取締役、合同会社の代表者等代表権限を有する者及び監査役をいう。以下同じ。）への就任。

オ　利益相反申告者等における対象薬剤製薬企業等の一定数以上の株式（公開株式にあっては 5 ％以上、未公開株式にあっては 1 株以上、新株予約権にあっては 1 個以上）の保有又は対象薬剤製薬企業等への出資

カ　その他の利益相反申告者等に対する対象薬剤製薬企業等の関与

　　例えば、親講座として対象薬剤製薬企業等の寄附講座の受入れをしている場合や、利益相反申告者等が本研究に関する知的財産権に関与している場合等をいう。

(2)　本研究について、対象薬剤製薬企業等から研究資金等の提供を受ける場合は、法第 32 条に基づき必要な契約を締結すること。

(3)　研究責任医師（多施設共同研究にあっては、研究代表医師をいう。以下 (3) において同じ。）は、研究開始後、新たに本研究に関与（(1) ①の関与をいう。）する企業が生じた場合には、利益相反管理計画（様式 E）を再度作成し、認定臨床研究審査委員会の意見を聴くこと。また、利益相反申告者は、対象薬剤製薬企業等からの関与（(1) ②の関与をいう。）に変更があった場合には、研究者利益相反自己申告書（様式 C）を再度作成し、医療機関の管理者又は所属機関の長の確認を受けること。その際、当該確認の結果、申告内容が (4) ～ (8) に該当する場合には、研究責任医師は、利益相反管理計画（様式 E）を再度作成し、認定臨床研究審査委員会の意見を聴くこと。

　　また、定期報告の際に最新の状況を適切に報告すること。

(4)　利益相反の申告年度及びその前年度において、以下のいずれかに該当する者は、原則として、研究責任医師にならないこと。

①　対象薬剤製薬企業等の寄附講座に所属し、かつ当該対象薬剤製薬企業等が拠出した資金で給与を得ている。

②　対象薬剤製薬企業等から、年間合計 250 万円以上の個人的利益を得ている。

③　対象薬剤製薬企業等の役員に就任している。

④　対象薬剤製薬企業等の一定数以上の株式（公開株式にあっては 5 ％以

上、未公開株式にあっては1株以上、新株予約権にあっては1個以上）
を保有している。

　⑤　臨床研究に用いる医薬品等（医薬品等製造販売業者が製造販売し、又
　　はしようとするものに限る。）に関する知的財産権に関与している。

(5)（4）の①〜⑤の要件に該当する者が研究責任医師となる場合には、研究期
間中に監査を受けること。ただし、この場合であってもデータ管理、効果
安全性評価委員会への参画、モニタリング及び統計・解析に関与する業務
には従事しないこと。

(6) 研究責任医師は、生計を同じにする自身の配偶者及びその一親等の親族（親
・子）が、（4）の②〜⑤のいずれかに該当する場合、データ管理、効果安
全性評価委員会への参画、モニタリング及び統計・解析に関与する業務に
は従事しないこと。

(7) 研究分担医師は、（4）の①〜⑤のいずれかに該当する場合、データ管理、
効果安全性評価委員会への参画、モニタリング及び統計・解析に関与する
業務には従事しないこと。

(8) 研究責任医師は、対象薬剤製薬企業等に在籍している者及び過去2年間在
籍していた者が研究に従事する場合、原則としてこれらの者に被験者のリ
クルート、データ管理、効果安全性評価委員会への参画、モニタリング及
び統計・解析に関与する業務には従事させないこと。ただし、必要がある
場合には、データ管理又は統計・解析に関与する業務には従事させて差し
支えないが、その場合、研究期間中に監査を受けること。

Ｂ．関係企業等報告書（様式Ｂ）

　関係企業等報告書（様式Ｂ）は、以下の内容とすること。

(1) 医薬品等製造販売業者が製造販売をし、又はしようとする医薬品等の臨床
研究での使用の有無。有りの場合には当該医薬品等製造販売業者及び当該
医薬品等の名称。

(2) 製薬企業等からの臨床研究に対する研究資金等の提供の有無。有りの場合
には当該研究資金等の受入形態、受入方法、受入金額及び契約締結状況。

(3) 製薬企業等からの臨床研究に使用する物品、施設等の無償又は相当程度に
安価での提供・貸与の有無。有りの場合には、当該物品、施設等の内容。

(4) 製薬企業等からの臨床研究に係る役務の提供（対象薬剤製薬企業等からの
特定役務以外の役務にあっては無償又は相当程度に安価での提供に限る。）
の有無。有りの場合には、役務の内容及び対象薬剤製薬企業等の特定役務
への関与の有無。

(5) 製薬企業等に在籍している者及び過去2年間在籍していた者の当該臨床研
究への従事の有無。有りの場合には、従事により担う役割の内容及び対象
薬剤製薬企業等に在籍している者及び過去2年間在籍していた者の特定役

務への関与の有無。

Ｃ．研究者利益相反自己申告書（様式Ｃ）

研究者利益相反自己申告書（様式Ｃ）は、以下の内容とすること。（利益相反の申告年度及びその前年度における関与に限る。）。

(1) 利益相反申告者に対する対象薬剤製薬企業等からの年間合計200万円を超える寄附金の有無。有りの場合には、その金額。

(2) 利益相反申告者の対象薬剤製薬企業が提供する寄附講座への所属の有無。有りの場合には、その期間及び給与の有無。

(3) 利益相反申告者等に対する対象薬剤製薬企業からの年間合計100万円以上の個人的利益の有無。有りの場合には、その内容及び金額。

(4) 利益相反申告者等の対象薬剤製薬企業の役員への就任の有無。有りの場合には、役職等の種類。

(5) 利益相反申告者等における対象薬剤製薬企業の株式（公開株式にあっては5％以上、未公開株式にあっては1株以上、新株予約権にあっては1個以上）の保有又は対象薬剤製薬企業への出資の有無。有りの場合には、その内容。

(6) 利益相反申告者等と対象薬剤製薬企業等とのその他の利益関係の有無。有りの場合には、その内容。

Ｄ．利益相反状況確認報告書（様式Ｄ）

利益相反状況確認報告書（様式Ｄ）は、実施医療機関の管理者又は所属機関の長が、利益相反申告者から申告された利益相反の内容についての事実関係を確認したものであること。なお、必要に応じて助言・勧告を付して差し支えない。

Ｅ．利益相反管理計画（様式Ｅ）

利益相反管理計画（様式Ｅ）は、研究責任医師が、関係企業等報告書（様式Ｂ）及び利益相反状況確認報告書（様式Ｄ）により把握した利益相反状況を踏まえた上で、個々の利益相反ごとに、利益相反管理基準を踏まえた具体的な管理の方法を定めたものであること。その際、利益相反状況確認報告書（様式Ｄ）において助言・勧告等が付された場合にあっては、その内容を利益相反管理計画（様式Ｅ）に記載すること。

４．利益相反管理のプロセス

利益相反管理のプロセスは以下のように整理される（図1、図2参照）。

(1) 研究責任医師（多施設共同研究の場合は、研究代表医師）は、利益相反管理基準（様式Ａ）を策定する。

(2) 研究責任医師（多施設共同研究の場合は、研究代表医師）は、研究への製

（図１：単施設研究の場合）

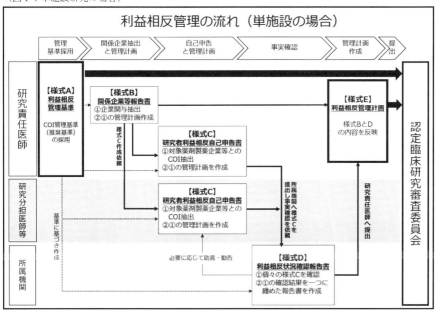

（図２：多施設共同研究の場合）

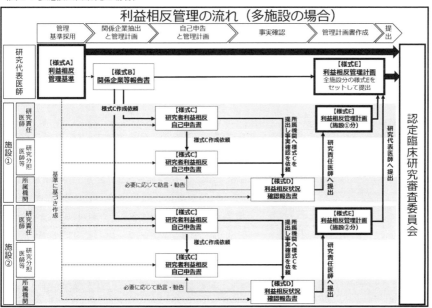

薬企業等の関与を確定し、関係企業等報告書（様式Ｂ）を作成する。

(3) 研究責任医師（統計解析担当責任者が医療機関以外の機関に所属している場合など、研究責任医師のいない機関に所属する利益相反申告者については、当該機関における利益相反申告者の代表者をいう。以下（4）～（6）において同じ。）は、所属する実施医療機関又は所属機関における利益相反申告者を確定し、当該利益相反申告者に対して様式Ｂを提供するとともに研究者利益相反自己申告書（様式Ｃ）の作成を依頼する。多施設共同研究の場合は、これに先だって、研究代表医師は、各研究責任医師に様式Ａ及び様式Ｂを提供する。

(4) 利益相反申告者は、様式Ｃを作成し、実施医療機関の管理者又は所属機関の長に提出する。その際、研究責任医師は併せて様式Ａを提出する。

(5) 実施医療機関の管理者又は所属機関の長は、様式Ｃについて事実確認を行い、必要に応じて助言・勧告等を検討し（※）、利益相反状況確認報告書（様式Ｄ）を作成する。様式Ｄは、研究責任医師に提出するとともに、その他の利益相反申告者に対してその写しを提供する。

※　これまでこの過程は利益相反管理委員会が審議していた箇所であるが、本ガイダンスは必ずしも委員会審議を前提としていない。事実確認等については必要な情報を有している部署が対応し、助言・勧告等が必要な場合には利益相反委員会等の意見を聴くこととして差し支えない。

(6) 研究責任医師は、様式Ａ、様式Ｂ及び様式Ｄの内容を踏まえ、利益相反管理計画（様式Ｅ）を作成する。多施設共同研究の場合は、研究責任医師は、様式Ｅを研究代表医師に提出する。研究責任医師（多施設共同研究の場合は研究代表医師）は、様式Ｅを踏まえ、説明文書の修正等の必要な措置を講じた上で、様式Ｅについて認定臨床研究審査委員会の意見を聴く。

参考資料）書式Ａ～Ｅ

ガイダンス作成
国立研究開発法人国立がん研究センター　社会と健康研究センター生命倫理研究室
室長　田代　志門
国立大学法人東京医科歯科大学　生命倫理研究センター
教授　吉田　雅幸
国立大学法人東京医科歯科大学　産学連携研究センター
教授　飯田香緒里
平成 29 年度　日本医療研究開発機構研究費　臨床研究・治験推進研究事業
課題名：研究規制環境の変化に対応した新たな研究倫理支援体制構築に関する研究
（分担課題名：臨床研究法下での利益相反管理体制の確立）

様式A　利益相反管理基準

日付	
所属機関	
立場	
氏名	
利用基準	

研究課題：＿＿＿＿＿＿＿＿＿＿＿＿＿＿＿＿＿＿＿＿＿＿＿＿＿＿＿＿＿＿

基準1	研究責任医師は、次に掲げる事項について、研究計画書及び説明文書に記載し、研究結果の公表時に開示すること。研究責任医師以外の者が研究成果を公表する場合も、同様に開示すること。 ① 規則第21条第1項第1号に規定する関与（研究に対する関与）として、次に掲げる関与が有る場合には、その内容 　ア　医薬品等製造販売業者（臨床研究における医薬品等を製造販売し、又はしようとする医薬品等製造販売業者以外の医薬品等製造販売業者を含む。）又はその特殊関係者（以下「製薬企業等」という。）からの臨床研究に対する研究資金等の提供 　イ　製薬企業等からの臨床研究に使用する物品（医薬品、医療機器、機材、試料等）、施設等の無償又は相当程度に安価での提供・貸与 　ウ　製薬企業等からの臨床研究に係る役務（データの生成・固定・解析に関与する業務（データ入力、データ管理、効果安全性評価委員会への参画、モニタリング、統計・解析等）、研究計画書作成、発表資料作成協力（論文作成協力、予稿作成、報告書作成等）、被験者リクルート、監査等）の無償又は相当程度に安価での提供 　　　ただし、臨床研究に用いる医薬品等を製造販売し、若しくはしようとする医薬品等製造販売業者又はその特殊関係者（以下「対象薬剤製薬企業等」という。）からの被験者リクルート、データ管理、効果安全性評価委員会への参画、モニタリング、統計・解析又は監査に関する役務（以下「特定役務」という。）については、相当程度に安価ではない有償での提供を含む。 　エ　製薬企業等に在籍している者及び過去2年間在籍していた者の臨床研究への従事 ② 規則第21条第1項第2号に規定する関与（研究者等個人に対する関与）として、次に掲げる関与（利益相反の申告年度及びその前年度における関与に限る。）がある場合には、その内容

	ア 研究責任医師、研究分担医師、統計解析責任者及び研究計画書に記載されている者であって、当該臨床研究を実施することによって利益を得ることが明白な者（以下「利益相反申告者」という。）に対する対象薬剤製薬企業等からの年間合計 200 万円を超える寄附金（実質的に使途を決定し得るものに限り、間接経費を含む受入総額をいう。以下同じ。） イ 利益相反申告者の対象薬剤製薬企業等が提供する寄附講座への所属 ウ 利益相反申告者又は利益相反申告者と生計を同じにする配偶者及びその一親等の親族（親・子）（以下「利益相反申告者等」という。）に対する対象薬剤製薬企業等からの年間合計 100 万円以上の個人的利益（給与・講演・原稿執筆・コンサルティング・知的所有権・贈答・接遇等による収入をいう。以下同じ。） エ 利益相反申告者等の対象薬剤製薬企業等の役員（株式会社の代表取締役・取締役、合同会社の代表者等代表権限を有する者及び監査役をいう。以下同じ。）への就任。 オ 利益相反申告者等における対象薬剤製薬企業等の株式（公開株式にあっては5％以上、未公開株式にあっては1株以上、新株予約権にあっては1個以上）の保有又は対象薬剤製薬企業等への出資 カ その他の利益相反申告者等に対する対象薬剤製薬企業等の関与 　 例えば、親講座として対象薬剤製薬企業等の寄附講座の受入れをしている場合や、利益相反申告者等が本研究に関する知的財産権に関与している場合等をいう。
基準2	本研究について、対象薬剤製薬企業等から研究資金等の提供を受ける場合は、法第32条に基づき必要な契約を締結すること。
基準3	研究責任医師（多施設共同研究にあっては、研究代表医師をいう。以下基準3において同じ。）は、研究開始後、新たに本研究に関与（基準3①の関与をいう。）する企業が生じた場合には、利益相反管理計画（様式E）を再度作成し、認定臨床研究審査委員会の意見を聴くこと。また、利益相反申告者は、対象薬剤製薬企業等からの関与（基準1②の関与をいう。）に変更があった場合には、研究者利益相反自己申告書（様式C）を再度作成し、医療機関の管理者又は所属機関の長の確認を受けること。その際、当該確認の結果、申告内容が基準4～基準8に該当する場合には、研究責任医師は、利益相反管理計画（様式E）を再度作成し、認定臨床研究審査委員会の意見を聴くこと。 また、定期報告の際に最新の状況を適切に報告すること。
基準4	利益相反の申告年度及びその前年度において、以下のいずれか該当する者は、原則として、研究責任医師にならないこと。 ① 対象薬剤製薬企業等の寄附講座に所属し、かつ当該対象薬剤製薬企業が拠出した資金で給与を得ている。 ② 対象薬剤製薬企業等から、年間合計 250 万円以上の個人的利益を得ている。 ③ 対象薬剤製薬企業等の役員に就任している。

	④ 対象薬剤製薬企業等の株式（公開株式にあっては５％以上、未公開株式にあっては１株以上、新株予約権にあっては１個以上）を保有している。 ⑤ 臨床研究に用いる医薬品等（医薬品等製造販売業者が製造販売し、又はしようとするものに限る。）に関する知的財産権に関与している。
基準５	基準４の①～⑤の要件に該当する者が研究責任医師となる場合には、研究期間中に監査を受けること。ただし、この場合であってもデータ管理、効果安全性評価委員会への参画、モニタリング及び統計・解析に関与する業務には従事しないこと。
基準６	研究責任医師は、生計を同じにする自身の配偶者や一親等の親族が、基準４の②～⑤に該当する場合、データ管理、効果安全性評価委員会への参画、モニタリング及び統計・解析に関与する業務には従事しないこと。
基準７	研究分担医師は、基準４の①～⑤に該当する場合、データ管理、効果安全性評価委員会への参画、モニタリング及び統計・解析に関与する業務には従事しないこと。
基準８	研究責任医師は、対象薬剤製薬企業等に在籍している者及び過去２年間在籍していた者が研究に従事する場合、原則としてこれらの者に被験者のリクルート、データ管理、効果安全性評価委員会への参画、モニタリング及び統計・解析に関与する業務には従事させないこと。ただし、必要がある場合には、データ管理又は統計・解析に関与する業務には従事させて差し支えないが、その場合、研究期間中に監査を受けること。

研究課題：＿＿＿＿＿＿＿＿＿＿＿＿＿＿＿＿＿＿＿＿＿＿＿＿＿＿＿＿＿

【特記事項】

設問	有無	「はい」の場合企業等の名を入力
Q1．本研究は、医薬品等製造販売業者が製造販売をし、又はしようとする医薬品等を用いるか？		
Q2．本研究は、製薬企業等から提供された研究資金等を使用するか？		
Q3．製薬企業等から物品（医薬品、医療機器、機材、試料等）、施設等について、無償又は相当程度に安価で提供又は貸与を受けるか。		

＊編注：様式Ｂ～様式Ｅは、見開きで一まとまりになるように掲載しています。

日付	
所属機関	
立場	
氏名	

「はい」の場合詳細を記載		管理計画
本研究対象の医薬品等の名称		
研究費の受け入れ形態（その他の場合には具体的な受入形態を記載）		
受入方法：直接・間接（間接の場合には経由機関を入力）		
受入金額（円）		
契約締結状況		
研究費の受け入れ形態（その他の場合には具体的な受入形態を記載）		
受入方法：直接・間接（間接の場合には経由機関を入力）		
受入金額（円）		
契約締結状況		
研究費の受け入れ形態（その他の場合には具体的な受入形態を記載）		
受入方法：直接・間接（間接の場合には経由機関を入力）		
受入金額（円）		
契約締結状況		
物品、施設等の内容		
物品、施設等の内容		
物品、施設等の内容		

設問	回答を選択	「はい」の場合企業等の名を入力
Q4．製薬企業等からの臨床研究に係る役務について、無償又は相当程度に安価で提供（対象薬剤製薬企業等から特定役務の提供を受ける場合は、有償での提供を含む）を受けるか？ ・特定役務は、データ管理、効果安全評価委員会への参画、モニタリング、統計、解析又は監査に関する役務をいう		
Q5．本研究に、製薬企業等に在籍している者及び過去 2 年間在籍していた者の従事があるか？ 有りの場合、対象薬剤製薬企業等に在籍している者及び過去 2 年間在籍していた者の特定役務への従事があるか？		

「はい」の場合詳細を記載		管理計画
受領する役務の内容		
対象薬剤製薬企業等の特定役務への関与の有無		
受領する役務の内容		
対象薬剤製薬企業等の特定役務への関与の有無		
受領する役務の内容		
対象薬剤製薬企業等の特定役務への関与の有無		
製薬企業等の在籍者の従事の内容		
対象薬剤製薬企業等の在籍者の特定役務への従事の有無		
製薬企業等の在籍者の従事の内容		
対象薬剤製薬企業等の在籍者の特定役務への従事の有無		
製薬企業等の在籍者の従事の内容		
対象薬剤製薬企業等の在籍者の特定役務への従事の有無		

様式C＜研究責任医師用＞　研究者利益相反自己申告書

ver.3.0

所属機関殿

本研究課題の対象薬剤製薬企業等の関与について、下記の通り報告すると共に、利益相反管理計画を提出いたし

研究課題：_____

【研究者利益相反自己申告書（様式C）が必要な者】※研究責任医師を含め、本機関に所属する全ての利益相反

立場	氏名		立場	氏名

1. 本研究の対象薬剤製薬企業等について

本研究に用いる医薬品等を製造販売し、若しくはしよう	①	
とする医薬品等製造販売業者又はその特殊関係者（対象	②	
薬品製薬企業等）の名称	③	
	④	
※当該医薬品等製造販売業者の特殊関係者（子会社）と	⑤	
の利益相反がある場合は、右欄に追記すること	⑥	
	⑦	

2. 本研究の対象薬剤製薬企業等との利益相反報告

本研究の対象薬剤製薬企業等の名称：　　①

COI状況の有無		有無	前年度
			「はい」と回答した項 COIの内容に 詳細を選択
Q1．対象薬剤製薬企業等からの寄附金の 総額が、年間合計200万円を超えているか？	本人		受入金額（円）
Q2．対象薬剤製薬企業等が提供する寄附 講座に所属しているか？	本人		期間
			給与の有無
Q3．対象薬剤製薬企業等からの年間合計 100万円以上の個人的利益があるか？ ・個人的利益とは、給与・講演・原稿執筆・コ ンサルティング・知的所有権・贈答・接遇等に よる収入をいう。	本人		経済的利益の内容 （複数ある場合は すべて記載）
			受入金額（円）
	申告者と生計を同じ にする配偶者及びそ の一親等の親族		経済的利益の内容 （複数ある場合は すべて記載）
			受入金額（円）

ます。

日　付	
所　属　機　関	
立　場	
氏　名	

申告者を記載すること。

【特記事項（任意）】例：Ｑ１で寄付金を使用すると申告しているが、寄付金は 2017 年度以前に受け入れたものを使用する。

	今年度		「はい」と回答した項目について
目について	有無	「はい」と回答した項目について	
ついて		ＣＯＩの内容について	ＣＯＩ管理計画
・記述		詳細を選択・記述	
		受入金額（円）	
		期間	
		給与の有無	
		経済的利益の内容 （複数ある場合は すべて記載）	
		受入金額（円）	
		経済的利益の内容 （複数ある場合は すべて記載）	
		受入金額（円）	

COI状況の有無	有無	前年度
		「はい」と回答した項 COIの内容に 詳細を選択
Q4．対象薬剤製薬企業等の役員に就任しているか？ ・役員等とは、株式会社の代表取締役・取締役、合同会社の代表者等代表権限を有する者、監査役をいう。	本人	役職等の種類
	申告者と生計を同じにする配偶者及びその一親等の親族本人	役職等の種類
Q5．対象薬剤製薬企業等の株式を保有しているか？　対象薬剤製薬企業等に出資を行っているか？ ・株式の保有については、公開株式については5％以上、未公開株式は1株以上、新株予約権は1個以上をいう。これに該当しない場合は、「なし」とすること。	本人	株式を保有している
		株式の保有又は 出資の内容
	申告者と生計を同じにする配偶者及びその一親等の親族	株式を保有している
		株式の保有又は 出資の内容
Q6．その他、対象薬剤製薬企業等の関与があるか？	本人	知的財産への 関与有り
		その他の関与
	申告者と生計を同じにする配偶者及びその一親等の親族	知的財産への 関与有り
		その他の関与

目について ついて ・記述	今年度			「はい」と回答した項目について COI管理計画
	有無	「はい」と回答した項目について COIの内容について 詳細を選択・記述		
		役員等の種類		
		役員等の種類		
		株式を保有している		
		株式の保有又は 出資の内容		
		株式を保有している		
		株式の保有又は 出資の内容		
		知的財産への 関与有り		
		その他の関与		
		知的財産への 関与有り		
		その他の関与		

＊編注：「２．本研究の対象薬剤製薬企業等との利益相反報告」の「本研究の対象薬剤製薬企業等の名称：」②〜⑦の報告様式は①と同内容のため省略。

様式C＜研究分担医師用＞　研究者利益相反自己申告書

ver.3.0

所属機関殿

本研究課題の対象薬剤製薬企業等の関与について、下記の通り報告すると共に、利益相反管理計画を提案いたし

研究課題：＿＿＿＿＿＿＿＿＿＿＿＿＿＿＿＿＿＿＿＿＿＿＿＿＿＿＿＿

1.　本研究の対象薬剤製薬企業等について

本研究に用いる医薬品等を製造販売し、若しくはしよう	①	
とする医薬品等製造販売業者又はその特殊関係者（対象	②	
薬品製薬企業等）の名称	③	
	④	
※当該医薬品等製造販売業者の特殊関係者（子会社）と	⑤	
の利益相反がある場合は、右欄に追記すること	⑥	
	⑦	

2.　本研究の対象薬剤製薬企業等との利益相反報告

本研究の対象薬剤製薬企業等の名称：　　　①

COI状況の有無		有無	前年度
			「はい」と回答した項 COIの内容に 詳細を選択
Q1．対象薬剤製薬企業等からの寄附金の総額が、年間合計200万円を超えているか？	本人		受入金額（円）
Q2．対象薬剤製薬企業等が提供する寄附講座に所属しているか？	本人		期間
			給与の有無
Q3．対象薬剤製薬企業等からの年間合計100万円以上の個人的利益があるか？ ・個人的利益とは、給与・講演・原稿執筆・コンサルティング・知的所有権・贈答・接遇等による収入をいう。	本人		経済的利益の内容（複数ある場合はすべて記載）
			受入金額（円）
	申告者と生計を同じにする配偶者及びその一親等の親族		経済的利益の内容（複数ある場合はすべて記載）
			受入金額（円）

ます。

日　　付	
所 属 機 関	
立　　場	
氏　　名	

申告者を記載すること。

【特記事項（任意）】例：基準４に該当し、研究責任医師から外れた

		今年度		
目について		「はい」と回答した項目について		「はい」と回答した項目について
ついて	有無	ＣＯＩの内容について		ＣＯＩ管理計画
・記述		詳細を選択・記述		
		受入金額（円）		
		期間		
		給与の有無		
		経済的利益の内容 （複数ある場合は すべて記載）		
		受入金額（円）		
		経済的利益の内容 （複数ある場合は すべて記載）		
		受入金額（円）		

ＣＯＩ状況の有無		前年度	
		有無	「はい」と回答した項 ＣＯＩの内容に 詳細を選択
Ｑ４．対象薬剤製薬企業等の役員に就任している か？ ・役員等とは、株式会社の代表取締役・取締役、合同会社の代表者等代表権限を有する者、監査役をいう。	本人		役職等の種類
	申告者と生計を同じにする配偶者及びその一親等の親族本人		役職等の種類
Ｑ５．対象薬剤製薬企業等の株式を保有しているか？　対象薬剤製薬企業等に出資を行っているか？ ・株式の保有については、公開株式については５％以上、未公開株式は１株以上、新株予約権は１個以上をいう。これに該当しない場合は、「なし」とすること。	本人		株式を保有している
			株式の保有又は 出資の内容
	申告者と生計を同じにする配偶者及びその一親等の親族		株式を保有している
			株式の保有又は 出資の内容
Ｑ６．その他、対象薬剤製薬企業等の関与があるか？	本人		知的財産への 関与有り
			その他の関与
	申告者と生計を同じにする配偶者及びその一親等の親族		知的財産への 関与有り
			その他の関与

目について ついて ・記述	有無	今年度		「はい」と回答した項目について ＣＯＩ管理計画
		「はい」と回答した項目について ＣＯＩの内容について 詳細を選択・記述		
		役員等の種類		
		役員等の種類		
		株式を保有している		
		株式の保有又は 出資の内容		
		株式を保有している		
		株式の保有又は 出資の内容		
		知的財産への 関与有り		
		その他の関与		
		知的財産への 関与有り		
		その他の関与		

＊編注：「２．本研究の対象薬剤製薬企業等との利益相反報告」の「本研究の対象薬剤製薬企業等の名称：」②〜⑦の報告様式は①と同内容のため省略。

様式D＜研究責任医師用＞　利益相反状況確認報告書

ver.3.0

研究責任医師殿

本研究の対象薬剤製薬企業等の関与について、事実確認の結果等を報告します。

研究課題：_____

研究責任医師：_____

被確認者：

所属機関	
立　　場	
氏　　名	

立場	氏名

立場	氏名

1．本研究の対象薬剤製薬企業等について

本研究に用いる医薬品等を製造販売し、若し	①	
くはしようとする医薬品等製造販売業者又は	②	
その特殊関係者（対象薬品製薬企業等）の名	③	
称	④	
	⑤	
	⑥	
	⑦	

2．本研究の対象薬剤製薬企業等との利益相反報告

本研究の対象薬剤製薬企業等の名称：　①　_____

		前年度		今年度	
ＣＯＩ状況の有無		有無	詳細	有無	詳細
Ｑ１．対象薬剤製薬企業等からの寄附金の総額が、年間合計 200 万円を超えているか	本人		／		／
Ｑ２．対象薬剤製薬企業等が提供する寄附講座に所属しているか？	本人		－		－

日　付	
実施医療機関名又は所属機関名	
実施医療機関の管理者の氏名又は所属機関の長の氏名	

【特記事項（任意）】　（様式Ｃより）

【特記事項（任意）】例：研究責任医師が実施機関の管理者のため、他の者が確認を行った

ＣＯＩ管理計画		ＣＯＩについての事実確認	ＣＯＩ管理計画の確認状況	ＣＯＩ管理に対する助言・勧告の内容（該当ある場合（自由記載））

COI状況の有無		前年度		今年度	
		有無	詳細	有無	詳細
Q3．対象薬剤製薬企業等からの年間合計 100万円以上の個人的利益があるか？	本人		－		－
・個人的利益とは、給与・講演・原稿執筆・コンサルティング・知的所有権・贈答・接遇等による収入をいう。	申告者と生計を同じにする配偶者及びその一親等の親族		－		
Q4．対象薬剤製薬企業等の役員に就任しているか？	本人		／		／
・役員等とは、株式会社の代表取締役・取締役、合同会社の代表者等代表権限を有する者、監査役をいう。	申告者と生計を同じにする配偶者及びその一親等の親族		／		／
Q5．対象薬剤製薬企業等の株式を保有しているか？　対象薬剤製薬企業等に出資を行っているか？	本人		－		
・株式の保有については、公開株式については 5 ％以上、未公開株式は 1 株以上、新株予約権は 1 個以上をいう。これに該当しない場合は、「なし」とすること。	申告者と生計を同じにする配偶者及びその一親等の親族		－		
Q6．その他、対象薬剤製薬企業等の関与があるか？	本人		－		－
	申告者と生計を同じにする配偶者及びその一親等の親族		－		－

COI管理計画	COIについての事実確認	COI管理計画の確認状況	COI管理に対する助言・勧告の内容（該当ある場合（自由記載））

＊編注：「２．本研究の対象薬剤製薬企業等との利益相反報告」の「本研究の対象薬剤製薬企業等の名称：」②～⑦の報告様式は①と同内容のため省略。

様式D＜研究分担医師用＞ 利益相反状況確認報告書

ver.3.0

研究責任医師殿

本研究の対象薬剤製薬企業等の関与について、事実確認の結果等を報告します。

研究課題：_____

研究責任医師：_____

被確認者：

所属機関	
立　場	
氏　名	

【特記事項（任意）】　　（様式Cより）

1. 本研究の対象薬剤製薬企業等について

本研究に用いる医薬品等を製造販売し、若しくはしようとする医薬品等製造販売業者又はその特殊関係者（対象薬品製薬企業等）の名称	①	
	②	
	③	
	④	
	⑤	
	⑥	
	⑦	

2. 本研究の対象薬剤製薬企業等との利益相反報告

本研究の対象薬剤製薬企業等の名称：　①

COI状況の有無		前年度		今年度	
		有無	詳細	有無	詳細
Q1. 対象薬剤製薬企業等からの寄附金の総額が、年間合計200万円を超えているか	本人		/		/
Q2. 対象薬剤製薬企業等が提供する寄附講座に所属しているか？	本人		―		―

日　付	
実施医療機関名又は所属機関名	
実施医療機関の管理者の氏名又は所属機関の長の氏名	

【特記事項（任意）】例：研究責任医師が実施機関の管理者のため、他の者が確認を行った

COI管理計画		COIについての事実確認	COI管理計画の確認状況	COI管理に対する助言・勧告の内容（該当ある場合（自由記載））

COI状況の有無		前年度		今年度	
		有無	詳細	有無	詳細
Q3．対象薬剤製薬企業等からの年間合計 100万円以上の個人的利益があるか？ ・個人的利益とは、給与・講演・原稿執筆・コンサルティング・知的所有権・贈答・接遇等による収入をいう。	本人		－		－
	申告者と生計を同じにする配偶者及びその一親等の親族		－		－
Q4．対象薬剤製薬企業等の役員に就任しているか？ ・役員等とは、株式会社の代表取締役・取締役、合同会社の代表者等代表権限を有する者、監査役をいう。	本人				
	申告者と生計を同じにする配偶者及びその一親等の親族				
Q5．対象薬剤製薬企業等の株式を保有しているか？　対象薬剤製薬企業等に出資を行っているか？ ・株式の保有については、公開株式については 5 ％以上、未公開株式は 1 株以上、新株予約権は 1 個以上をいう。これに該当しない場合は、「なし」とすること。	本人		－		－
	申告者と生計を同じにする配偶者及びその一親等の親族		－		－
Q6．その他、対象薬剤製薬企業等の関与があるか？	本人		－		－
	申告者と生計を同じにする配偶者及びその一親等の親族		－		－

ＣＯＩ管理計画	ＣＯＩについての事実確認	ＣＯＩ管理計画の確認状況	ＣＯＩ管理に対する助言・勧告の内容（該当ある場合（自由記載））

＊編注：「２．本研究の対象薬剤製薬企業等との利益相反報告」の「本研究の対象薬剤製薬企業等の名称：」②～⑦の報告様式は①と同内容のため省略。

様式E　利益相反管理計画

研究課題：_____

立場	氏名

立場	氏名

本研究に関与する製薬企業等についての利益相反管理計画（研究に対する関与）

本研究に関与する製薬企業等の名称	利益相反の内容		

本研究に関与する対象薬剤製薬企業等との利益相反管理計画（研究者個人に対する関与）

本研究の対象薬剤製薬企業等の名称：

	様式Cの提出が必要な全ての利益相反申告書について、		申告すべき利益相反について、	
立場	氏名	ＣＯＩ状況	ＣＯＩ管理計画（管理計画は	

- 202 -

日付	
所属機関	
立場	
氏名	

【特記事項（任意）】　（様式Cより）

【特記事項（任意）】

※研究代表医師が認定委員会に提出する際に記載すること。

ＣＯＩ管理計画	研究計画書へのＣＯＩ記載※	説明文書でのＣＯＩ開示※
		記載

以下に記載します。		
プルダウンで選択後、自由記載の場合のみ手入力してください）	研究計画書へのＣＯＩ記載※	説明文書でのＣＯＩ開示※

※編注：「研究に対する関与」と「研究者個人に対する関与」の欄は以下同じパターンの繰り返しなので省略。

利益相反管理に係るＱ＆Ａ

Ｑ１　利益相反管理基準において、「研究計画書及び説明文書に記載し」とは、
　　どの程度の内容を記載すればよいか。また、「研究結果の公表時に開示する
　　こと」について、論文や学会での成果公表の際も同様と考えてよいか。

Ａ１　利益相反の概　要として、少なくとも、研究に関与する製薬企業等の名称
　　及び利益相反の種類（例：研究資金の提供、物品の提供、役務の提供、在籍
　　者の従事等）並びに利益相反のある利益相反申告者の有無について記載する
　　とともに、認定委員会が必要と判断した事項について記載すること。また、
　　論文や学会での成果公表の際は、発表される雑誌や学会ごとのルールにも従
　　うこと。

Ｑ２　利益相反管理基準において、医薬品等を製造販売しようとする医薬品等製
　　造販売業者とはどのような者をいうのか。

Ａ２　例えば、次のようなものが該当する。
　　・当該医薬品等製造販売業者が、当該医薬品等の特許権を有する場合
　　・臨床研究の結果によって、特許権の売却等を行う旨の契約等が締結されて
　いる場合
　　・当該医薬品等製造販売業者が特許ライセンスを受けている場合

Ｑ３　利益相反管理基準において、「対象薬剤製薬企業等に在籍している者及び
　　過去 2 年間在籍していた者の臨床研究への従事」とは、どのような場合をい
　　うのか。

Ａ３　研究分担医師や研究協力者として、実施医療機関等が研究員や社会人学生
　　（博士研究員等を含む。）として在籍させている場合をいう。
　　　他方、共同研究として企業の研究所に在籍しながら研究に参加する場合や、
　　単なる作業の請負については、「臨床研究への従事」としては含めず、製薬
　　企業等による役務の提供とする。なお、過去２年間とは、当該臨床研究の開
　　始時から起算して過去２年間のことを言う。

Ｑ４　利益相反管理基準において、「対象薬剤製薬企業等に在籍している者及び
　　過去 2 年間在籍していた者の臨床研究への従事」には、製薬企業による役務
　　提供は含むか。

Ａ４　含まない。

Q5 製薬企業と共同研究を実施する場合、当該製薬企業に所属する研究者は、利益相反の申告を行う必要があるか。

A5 当該製薬企業等に所属する研究者は利益相反の申告を行う必要はない。ただし、当該製薬企業等に所属する研究者が行った業務については、製薬企業等による役務の提供として適切に利益相反の管理を行うこと。

Q6 製薬企業等やCROに統計解析等の業務を委託している場合は、委託先企業において業務を行う者は利益相反の申告を行う必要があるか。

A6 必要ない。ただし、製薬企業等に所属する者が統計解析等の業務を受託して行う場合は、製薬企業等による役務の提供として適切に利益相反の管理を行うこと。

Q7 利益相反管理基準において、「実質的に使途を決定し得る」とはどのような場合をいうのか。

A7 寄附金の管理をしていることを意味するものであるため、寄附金の宛名にかかわらず、当該寄附金の受入研究者（例えば、当該研究分野の分野長など）が該当する。

Q8 利益相反管理基準において、「利益相反申告者と生計を同じにする」とはどのような者をいうのか。

A8 同一の家屋に居住している場合は、明らかに互いに独立した生活を営んでいると認められる場合を除き、「生計を同じにする」ものと考えられる。同一の家屋に居住していない場合であっても、例えば、常に生活費等の送金が行われている場合には、「生計を同じにする」ものと考えられる。

Q9 利益相反管理基準において、「年間合計100万円以上の個人的利益」とは、申告者本人と配偶者等の個人的利益を合算した金額をいうのか。

A9 合算せず、個人ごとの金額をいう。

Q10 利益相反管理基準において、「知的財産権に関与している」とはどのような場合をいうのか。

A10 特許権を保有し、又は特許の出願をしている場合をいう。また、特許を受ける権利を所属機関に譲渡している場合（職務発明）であっても、当該特許に基づき相当の対価を受ける権利を有している場合には該当する。

Q11 利益相反管理基準において、「研究資金等」には、製薬企業等が提供した研究資金等がCROや研究の支援を行う財団法人等を介して本研究課題に提供

されている場合は、該当するか。

A 11　該当する。ただし、公正な公募に基づき提供される研究費については、該当しない。

Q 12　後発医薬品を使用する臨床研究など、医薬品の銘柄を指定しない場合において、該当する製薬企業の数が極めて多い場合、様式B、C、Dを使用せず、別紙にまとめて記載してもよいか。

A 12　差し支えない。

Q 13　実施医療機関の管理者又は所属機関の長は、事実関係の確認について、どの程度詳細に行う必要があるか。

A 13　様式Cの各設問について、実施医療機関等において必要な情報を把握している部署や担当者等が確認することを想定している。実施医療機関等において把握している情報がない場合には、確認不能とすること。

臨床研究に用いる医薬品等の
品質の確保に必要な措置について

平成 30 年 3 月 2 日医政発 0302 第 5 号
各〔都道府県・保健所設置市・特別区〕衛生主管部（局）長あて
厚生労働省医政局研究開発振興課長通知

　臨床研究に用いる医薬品等の品質の確保については、臨床研究法（平成 29 年法律第 16 号）第 3 条第 2 項第 6 号に基づく臨床研究法施行規則（平成 30 年厚生労働省令第 17 号。以下「規則」という。）第 25 条第 1 項において、品質の確保のために必要な措置を講じた上で製造された医薬品等を用い、同条第 2 項及び第 53 条第 2 項第 6 号において適切な記録を作成（入手）及び保存することを研究責任医師に求めているところです。

　これに係る具体的な考え方については、「臨床研究法施行規則の施行等について」（平成 30 年 2 月 28 日付け医政研発 0228 第 1 号厚生労働省医政局研究開発振興課長通知。以下「施行通知」という。）の記の 2.（30）、（31）及び（62）に示しているところですが、医薬品等の品質の確保のために必要な措置の考え方について別添のとおり参考としてお示ししますので、御了知の上、関係団体、関係機関等に周知徹底をお願いいたします。

> 別　添

臨床研究に用いる医薬品等の品質の確保のために必要な措置について

1．目的及び基本的な考え方

　臨床研究に用いる医薬品等については、適切な品質を確保する必要があるが、その目的は以下のとおりである。

（1）臨床研究に用いる医薬品等の品質を確保することで、不良な医薬品等から対象者を保護すること。

（2）臨床研究に用いる医薬品等のロット内及びロット間の均質性を保証することで、臨床研究の適切性を確保すること。

（3）臨床研究に用いる医薬品等に係る製造や加工を適切に記録することで、臨床研究の再現性を含めた信頼性を確保すること。

　これらの目的を達成し、適切な臨床研究を実施するため、臨床研究の内容に応じ、臨床研究に用いる医薬品等の適切な品質の確保のための措置を講ずる必

要がある。

この際、臨床研究に用いる医薬品等の入手の方法、臨床研究の段階、臨床研究の規模等については、必要な措置に影響を及ぼす要素であるため、その点を十分に考慮し、個別の臨床研究に則した品質の確保のための措置を設定することが望ましい。

2. において、医薬品等の品質の確保のために必要な措置についての基本的な考え方を示すが、個別の臨床研究については、この基本的な考え方に基づき、措置を検討し、実施すること。

2. 医薬品等の品質の確保のために必要な措置についての基本的な考え方

臨床研究に用いる医薬品等の品質の確保のために必要な措置についての基本的な考え方は、以下のとおりである。

(1) 医薬品等を用いる場合について、一律に対応を要する事項について

① 研究責任医師による適切な実施等

研究責任医師は、臨床研究に用いる医薬品等の品質の確保のために必要な措置を適切に実施（委託を行う場合は管理監督）し、またその確認を行うこと。

② 品質不良への対応

研究責任医師は、臨床研究に用いる医薬品等の品質が不良である等の情報を得たときには、その検証を行い、臨床研究の停止等の講ずる措置について、認定臨床研究審査委員会に報告すること。また、その記録を作成すること。

③ 回収に係る対応

研究責任医師は、臨床研究に用いる医薬品等の品質が不良である等の理由により、医薬品等の回収が必要と判断したときは、速やかに認定臨床研究審査委員会に報告するとともに、以下の業務を行うこと。

（ア）研究分担医師等に対し、医薬品等の使用中止と回収の指示を速やかに行うこと。

（イ）回収の内容、原因究明の結果及び改善措置を記載した回収処理記録を作成し、保存すること。

(2) 医薬品等の入手方法に応じて講ずる措置の考え方について

(1) において一律に行うこととしている事項に加え、医薬品等の入手方法に応じ、それぞれ以下の措置を講ずること。

国内において製造販売されている医薬品等を用いる場合

① 入手後、そのまま対象者に用いる場合

国内において製造販売されている医薬品等をそのまま用いる場合、医薬品等の製造販売業者が確保している品質を損なうことなく臨床研究に用い

るため、医薬品等の承認事項に基づく適切な保管等の管理を行った上で用いること。

② 入手後、医薬品等に加工等を施し、対象者に用いる場合

　国内において製造販売されている医薬品等に、粉砕、脱カプセル、溶解、軽微な形状の変更などの加工（以下「加工等」という。）を施し臨床研究に用いる場合、加工等を施す際の品質の確保等については研究責任医師の管理の下で行われる必要があることから、以下の措置を講ずること。

（ア）加工等を施した医薬品等の品質、有効性及び安全性の確保に関し、十分な科学的検討を行った上で、適切な使用方法、保管方法を設定すること。

（イ）実際に施す加工等について、当該加工等の手順を定め、規則第 14 条第 2 号及び第 4 号に規定する事項として研究計画書に記載すること。

（ウ）加工等を施した際には、当該加工等に係る記録を保存すること。

国内未承認であるが、海外での承認がある医薬品等を用いる場合

③ 入手後、そのまま対象者に用いる場合

　海外で製造販売されている医薬品等をそのまま用いる場合、海外事業者から得られる医薬品等に関する情報を適切に入手及び記録するとともに、当該事業者が確保している品質を損なうことなく臨床研究に用いるため、以下の措置を講ずること。

（ア）当該医薬品等の海外における承認等に基づく適切な保管の方法等を確認し、適切に保管した上で用いること。

（イ）海外当局及び海外事業者等から得られる医薬品等に関する情報の収集に努め、対応が必要な情報を入手した場合には、速やかに対応すること。

（ウ）臨床研究に用いた医薬品等の製造番号又は製造記号を記録すること。

④ 入手後、医薬品等に加工等を施し、対象者に用いる場合

　海外で承認されている医薬品等に加工等を施し臨床研究に用いる場合、②と同様の考え方に基づき、以下の措置を講ずること。

（ア）加工等を施した医薬品等の品質、有効性及び安全性の確保に関し、十分な科学的検討を行った上で、適切な使用方法、保管方法を設定すること。

（イ）実際に施す加工等について、当該加工等の手順を定め、規則第 14 条第 2 号及び第 4 号に規定する事項として研究計画書に記載すること。

（ウ）加工等を施した際には、加工等を施した医薬品等の製造番号又は製造記号の記録及び当該加工等に係る記録を保存すること。

⑤　国内・海外ともに未承認である医薬品等を用いる場合

国内・海外ともに未承認である医薬品等を用いる場合には、以下の事項に留意すること。なお、研究用試薬等を購入し、合成等を伴わず用いる場合にあっても、人体への影響に関しては未検証であることから、品質試験の実施については自ら製造する場合と同様に取り扱うこと。

（ア）研究責任医師の責務

研究責任医師は、（イ）～（キ）の全ての事項について、適切に実施（委託を行う場合は管理監督）し、臨床研究に用いる医薬品等が、（イ）に定める文書に基づき適切な製造及び品質試験（以下「製造等」という。）が行われたかを確認すること。

（イ）臨床研究に用いる医薬品等に関する文書の作成及び保存

ⅰ）研究責任医師は、臨床研究に用いる医薬品等の品目ごとに、

・成分、分量、規格及び試験方法、性能並びに構造に関する事項
・製造等を行う方法に関する事項
・医薬品等の包装・表示に関する事項
・臨床研究における使用方法その他必要な事項

について記載した医薬品等に関する文書を作成し、保存すること。

また、規則第 14 条第 2 号及び第 4 号に規定する事項として研究計画書に記載することで当該文書の代わりとすることができる。

ⅱ）ⅰ）の文書の作成に当たっては、毒性試験等を含めた適切な非臨床試験による検証により、適切な規格試験の設定を行うこと。

（ウ）製造等の管理に関する事項

製造等を行う際には、以下の対応が必要であること。

ⅰ）製造等における具体的手順、注意事項その他必要な事項を記載した製造等に係る文書を作成し、これを保存すること。

ⅱ）実際に製造等を行った際の記録を作成し、これを保存すること。なお、製造等を行う際に用いた原料、資材等については、そのロット等についても適切に記録すること。

ⅲ）臨床研究に用いる医薬品等については、その使用が計画されている臨床研究で使用が終了するまで（埋植される医療機器等に関しては、その評価が完了するまで）の期間において、その品質を保証すること。

ⅳ）製造等を行った医薬品等については、後に検証を行う必要が生じた際に対応可能な数・量の参考品を採取し、臨床研究の記録の保存期限まで保管すること。

（エ）包装・表示に関する事項

臨床研究に用いる医薬品等の包装・表示については、少なくとも以

下の事項について記載すること。

　ⅰ）医薬品等の名称

　ⅱ）製造番号又は製造記号

　ⅲ）医薬品等の管理に係る事項（保管方法など）

（オ）製造等に係る文書及び実際に製造等を行った記録の作成に係る注意事項対象者の保護及び臨床研究の信頼性の確保のため、（ウ）で示す臨床研究に用いる医薬品等の製造等に係る文書及び実際に製造等を行った記録について、後日確認が取れるように保存すること。具体的には以下のとおりとすること。

　ⅰ）製造等に係る文書を作成し、又は改訂するときは、当該文書にその日付を記載するとともに、それ以前の改訂に係る履歴を保存すること。

　ⅱ）製造等に係る文書及び実際に製造等を行った記録については、研究の終了後5年間保存すること。

（カ）製造等の外部委託

　ⅰ）研究責任医師は、臨床研究に用いる医薬品等の製造等について、外部に委託することができる。この場合、「治験薬の製造管理、品質管理等に関する基準（治験薬GMP）について」（平成20年7月9日付け薬食発0709002号厚生労働省医薬食品局長通知）で求める委託製造の規定に準ずる形で委託先の製造施設と取決めをすることが望ましい。

　ⅱ）臨床研究に用いる医薬品等の製造等に係る外部施設との取決めにおいては、外部施設側で製造等に係る文書及び実際に製造等を行った記録の保存を行っても差し支えないこと。

　ⅲ）ⅰ）及びⅱ）に基づいて委託を行う場合には、研究責任医師は、委託先において製造等に係る文書及び実際に製造等を行った記録等の保存が適切に行われるよう管理監督を行うこと。

（キ）構造設備

　ⅰ）臨床研究に用いる医薬品等の製造等を行う構造設備については、当該医薬品等の物性・特性に基づき、科学的観点から、適切に対応できる設備により製造等を行うこと。なお、必要に応じ「医薬品、医療機器等の品質、有効性及び安全性の確保等に関する法律」（昭和35年法律145号。以下「医薬品医療機器等法」という。）及び医薬品医療機器等法関係法令を参考とすること。

　ⅱ）臨床研究に用いる医薬品等の製造等のみを行う場合にあっては、医薬品医療機器等法上の構造設備に係る要件を満たすことは必要とされないが、当該医薬品等の製造施設の構造設備について、遺伝子組換え生物等の使用等の規制による生物の多様性の確保に関する法

律（平成 15 年法律第 97 号）等の法規制が係る場合においては、これらの法規制についても遵守する必要があること。

以上

臨床研究法の施行等に関する
Ｑ＆Ａ（統合版）について

令和元年 11 月 13 日

各〔都道府県・保健所設置市・特別区〕衛生主管部（局）長あて
厚生労働省医政局研究開発振興課／
厚生労働省医薬・生活衛生局監視指導・麻薬対策課　事務連絡

　臨床研究法（平成 29 年法律第 16 号）の施行等に関する取扱い及び同法に規定する臨床研究等の事例については、「臨床研究法の施行等に関するＱ＆Ａについて（その１）」（平成 30 年 3 月 13 日厚生労働省医政局研究振興課事務連絡）等において示してきたところですが、今般、趣旨の明確化等の観点から、これらの事務連絡の内容を含め、「臨床研究法の施行等に係るＱ＆Ａ（統合版）」を別添のとおり取りまとめました。

　また、これに伴い、以下の事務連絡は廃止します。

- 「臨床研究法の施行等に関するＱ＆Ａについて（その１）」（平成 30 年 3 月 13 日厚生労働省医政局研究振興課事務連絡）
- 「臨床研究法の施行等に関するＱ＆Ａについて（その２）」（平成 30 年 4 月 9 日厚生労働省医政局研究振興課事務連絡）
- 「臨床研究法の施行等に関するＱ＆Ａについて（その３）」（平成 30 年 5 月 17 日厚生労働省医政局研究振興課事務連絡）
- 「臨床研究法の施行等に関するＱ＆Ａについて（その４）」（平成 30 年 7 月 30 日厚生労働省医政局研究振興課、医薬・生活衛生局監視指導・麻薬対策課事務連絡）
- 「臨床研究法の施行等に関するＱ＆Ａについて（その５）」（平成 30 年 10 月 16 日厚生労働省医政局研究振興課事務連絡）
- 「臨床研究法の施行等に関するＱ＆Ａについて（その６）」（平成 31 年 3 月 28 日厚生労働省医政局研究振興課事務連絡）

　貴部（局）におかれましては、御了知の上、関係団体、関係機関等に周知徹底を図るとともに、その実施に遺漏なきよう御配慮願います。

臨床研究法の施行等に関するＱ＆Ａ（統合版）

令和元年 11 月 13 日

【1　法第 2 条に規定する「臨床研究」「特定臨床研究」への該当性】

（臨床研究該当性）

問 1 － 1　介護老人保健施設で実施する臨床研究は、法の対象となる臨床研究に該当するか。

　（答）　該当する。

（臨床研究該当性）

問 1 － 2　薬物動態に係る評価を行う臨床研究は、「当該医薬品等の有効性又は安全性を明らかにする研究」に該当するか。

　（答）　該当する。

（臨床研究該当性）

問 1 － 3　「当該医薬品等の有効性又は安全性を明らかにする研究」の「有効性」には、医療機器の性能は含まれるか。

　（答）　含まれる。

（臨床研究該当性）

問 1 － 4　医薬品等の使用による人体への侵襲性が低いと考えられる場合であったとしても、医行為を伴い当該医薬品等の有効性又は安全性を明らかにする研究である場合は、その侵襲性の程度にかかわらず、法の対象となる臨床研究に該当するか。

　（答）　該当する。

（臨床研究該当性）

問 1 － 5　医療機器の性能の評価を伴わない手術や手技に関する臨床研究は、法の対象となる臨床研究に該当するか。

　（答）　該当しない。

（臨床研究該当性）

問 1 － 6　有効性や安全性の評価を目的とせず、医師又は患者から、医療機器の使用感について意見を聴く調査は、法の対象となる臨床研究に該当する

か。

　（答）　該当しない。

　（臨床研究該当性）

問 1 － 7　医療機器であるマッサージチェアの心地良さのみに関する調査は、法
　　　　　の対象となる臨床研究に該当するか。

　（答）　該当しない。

　（臨床研究該当性）

問 1 － 8　体外診断薬と医療機器が一体化している体外診断薬を用いる臨床研究
　　　　　は、法の対象となる臨床研究に該当するか。

　（答）　体外診断薬のみを用いる臨床研究は該当しないが、体外診断薬と医療
　　　　機器とが一体化しているものを人に用いる臨床研究は、該当する場合が
　　　　ある。

　（臨床研究該当性）

問 1 － 9　有効性や安全性の評価を目的とせず、要指導医薬品又は一般用医薬品
　　　　　の使用者からその「使用感」（飲みやすさ、塗りやすさ等）について意見
　　　　　を聴く調査は、法の対象となる臨床研究に該当するか。

　（答）　該当しない。

　（臨床研究該当性）

問 1 － 10　医薬品の有効性又は安全性を確認する研究のために、あらかじめ医薬
　　　　　品の投与等の有無、頻度又は用量などを割り付けして治療法を比較する
　　　　　研究は、法の対象となる臨床研究に該当するか。

　（答）　該当する。

　（臨床研究該当性）

問 1 － 11　「研究の目的で検査、投薬その他の診断又は治療のための医療行為の
　　　　　有無及び程度を制御することなく、患者のために最も適切な医療を提供
　　　　　した結果としての診療情報又は試料を利用する研究」（いわゆる観察研究）
　　　　　は、法の対象となる臨床研究に該当するか。

　（答）　該当しない。

　　　　なお、「研究の目的で検査、投薬その他の診断又は治療のための医療行
　　　　為の有無及び程度を制御することなく、」とは、例えば、患者の割付けや
　　　　他の治療方法の選択を制約する行為、研究を目的とした検査の追加等を
　　　　行わないことなどをいう。

　　　　また、「患者のために最も適切な医療を提供」とは、例えば、診療を担

当する医師の判断に基づき、個々の患者の病状等に応じて、当該患者にとって適切な医療として、医薬品の投与や検査等を行うことをいい、その「結果としての診療情報又は試料」とは、例えば、当該診療の一環として行われた検査等により得られた当該患者の診療情報又は試料をいう。

※　法が制定された背景や、臨床研究の対象者をはじめとする国民の臨床研究に対する信頼の確保を図るという法の趣旨に鑑みれば、法の対象とならない臨床研究についても、その利益相反の状況等について結果公表時に明確にすることが望ましい。

（臨床研究該当性）

問1－12　診療の一環として医薬品等を使用された患者に対して、当該医薬品等の有効性又は安全性を明らかにする研究の目的で採血等の追加の検査を行う場合で、かつ、患者に対し追加の来院を求めない場合は、法の対象となる臨床研究に該当するか。

（答）　当該追加の検査が、患者の身体及び精神に生じる傷害及び負担が小さいものである場合には、「研究の目的で検査、投薬その他の診断又は治療のための医療行為の有無及び程度を制御すること」に該当せず、法の対象となる臨床研究に該当しない。なお、追加の検査による患者の身体及び精神に生じる傷害及び負担が小さいものであるかが不明確である場合には、認定委員会の意見を聞くことが望ましい。

（臨床研究該当性）

問1－13　診療の一環として医薬品等を使用された患者に対して、当該医薬品等の有効性又は安全性を明らかにする研究の目的で採血等の追加の検査を行う場合で、かつ、患者に対し追加の来院を求める場合は、法の対象となる臨床研究に該当するか。

（答）　当該追加の検査が、患者の身体及び精神に生じる傷害及び負担が小さいものであり、かつ、当該追加の来院が、患者の身体及び精神に生じる負担が小さいものである（診療の一環としての来院の程度と同程度であるなど）場合には、「研究の目的で検査、投薬その他の診断又は治療のための医療行為の有無及び程度を制御すること」に該当せず、法の対象となる臨床研究に該当しない。なお、追加の検査又は追加の来院による患者の身体及び精神に生じる傷害及び負担が小さいものであるかが不明確である場合には、認定委員会の意見を聞くことが望ましい。

（臨床研究該当性）

問1－14　医薬品等製造販売業者等から研究資金等の提供を受けているが、特定の医薬品等の有効性又は安全性を明らかにすることを目的とせず、将来、

医薬品等の研究開発や疾病の解明等に広く活用することを目的として、患者等から生体試料を採取し、保管を行う研究は、法の対象となる臨床研究に該当するか。

（答）　該当しない。ただし、法は、「臨床研究」を「医薬品等を人に対して用いることにより、当該医薬品等の有効性又は安全性を明らかにする研究」と定義している。このため、当該生体試料を活用し、患者等に用いられた医薬品等の有効性又は安全性を明らかにしようとする研究を新たに開始する場合には、研究開始時点で既に採取・保管された生体試料を用いた研究については臨床研究に該当しないが、研究開始後に採取・保管した生体試料を用いる研究については必ずしも臨床研究に該当しないとは限らないため、生体試料の採取の状況等を踏まえつつ、個別具体的に判断する必要がある。なお、患者の疾病やその治療の内容、転帰、予後等を記録した疾患登録システム等を利活用する場合も、同様の考え方が適用される。

（臨床研究該当性）

問1－15　いわゆる「サプリメント」と称して「食品」として販売されている物又はその成分を含有する物について、それを患者等に摂取させることにより、その物の、疾病の治療に対する有効性を明らかにすることを目的とした研究は、法の対象となる臨床研究に該当しないと一律に解してよいか。

（答）　「食品」として販売されている物又はその成分を含有する物であっても、疾病の治療等に使用されることが目的とされている場合には「医薬品」に該当する。このため、これを患者等に投与することにより、疾病の治療等に対する有効性や安全性を評価することを目的とした研究は、未承認の医薬品を用いた臨床研究として、法の対象となる臨床研究に該当する可能性がある。

（臨床研究該当性、用語定義）

問1－16　どのような場合に、「医薬品」に該当するのか。

（答）　「医薬品」とは、医薬品医療機器等法第2条第1項の規定に基づき、次のいずれかに該当する物（「医薬部外品」に該当する物を除く。）を指す。医薬品に当たるかどうか判断しがたい場合には、あらかじめ、都道府県等の薬務担当課に研究計画書などの資料を添えて相談し、判断を受けること。

・日本薬局方に収載されている物
・人の疾病の診断、治療又は予防に使用されることが目的とされている物

・人の身体の構造又は機能に影響を及ぼすことが目的とされている物

（臨床研究該当性）
問1－17　例えば、糖尿病治療における食事療法（注）について、その有効性又は安全性を明らかにすることを目的とした研究は、法の対象となる臨床研究に該当するか。
　（注）　ここでいう「食事療法」とは、食事に含まれる食材の種類や量、食事の時間等を工夫して取り組む治療方法を指し、特定の成分をサプリメントの形で摂取するような方法は含まない。
　（答）　該当しない。

（特定臨床研究該当性）
問1－18　臨床研究を行う際に、海外の製薬企業から研究資金等の提供を受けることは、「医薬品等製造販売業者等から研究資金等の提供を受けて実施する臨床研究」として、「特定臨床研究」に該当するか。
　（答）　該当しない。ただし、特定臨床研究以外の法の対象である臨床研究に該当する場合は、jRCT における研究資金等の提供組織としての情報公開及び利益相反管理を行い、研究計画書、説明同意文書や研究の成果（論文等）の発表において開示すること。

（特定臨床研究該当性）
問1－19　臨床研究を行う際に、国内の医薬品等製造販売業者の海外子会社から研究資金等の提供を受けることは、「医薬品等製造販売業者等から研究資金等の提供を受けて実施する臨床研究」として、「特定臨床研究」に該当するか。
　（答）　該当する。なお、当該臨床研究において、国内の医薬品等製造販売業者は、法第32条の契約締結が適切になされるよう当該子会社を指導することとし、法第33条の情報公開については、当該医薬品等製造販売業者が情報公開を行うことが望ましい。

（特定臨床研究該当性）
問1－20　臨床研究に用いられる医薬品等を製造販売し、又はしようとする医薬品等製造販売業者と、いわゆるプロモーション提携などを行い、当該医薬品等の販売のみを行っている他の販売業者である医薬品等製造販売業者のみが、当該臨床研究に対して資金提供する場合、当該臨床研究は「特定臨床研究」に該当するか。
　（答）　該当しない。

（特定臨床研究該当性）

問 1 － 21　医薬品等製造販売業者等からの寄附金を研究資金等として使用して臨床研究（当該医薬品等製造販売業者等が製造販売をし、又はしようとする医薬品等を用いるものに限る。）を実施する場合、当該臨床研究は、「特定臨床研究」に該当するか。

　（答）　該当する。なお、法第 32 条の規定の趣旨に鑑み、研究責任医師は、研究資金等が必要な場合には、医薬品等製造販売業者等から提供された寄附金を研究資金等として流用するのではなく、医薬品等製造販売業者等と事前に契約を締結して研究資金等の提供を受けること。

　　　　特段の事情（例えば、当初の資金計画では研究資金等が不足するため研究の継続が困難な場合であって、医薬品等製造販売業者等と契約を締結し研究資金等の提供を受けていたのでは、臨床研究の対象者に不利益が生じてしまう場合）がある場合において、やむを得ず寄附金を研究資金等として使用しようとする場合には、それまでは特定臨床研究以外の臨床研究であった場合であっても、研究資金等を使用した時点から、当該臨床研究は特定臨床研究に該当するので、事前に当該医薬品等製造販売業者等に連絡した上で、厚生労働大臣に実施計画を提出するなど臨床研究法における規定を遵守すること。

　　　　なお、医薬品等製造販売業者等は、一度寄附金を研究資金等として流用した臨床研究に対しては、寄附金の流用の再発防止のため、次回以降は寄附金としてではなく、契約を締結した上で研究資金等を提供すること。

（特定臨床研究該当性）

問 1 － 22　A 群に被験薬を、B 群に対照薬を投与し、両薬の有効性を比較するといった試験デザインにおいて、被験薬だけでなく、対照薬についても、法に規定する「医薬品等」に該当すると解してよいか。例えば、被験薬は適応内使用かつ当該被験薬の医薬品等製造販売業者等から研究資金等の提供を受けていない場合であっても、対照薬が適応外使用である又は対照薬の医薬品等製造販売業者等から研究資金等の提供を受けている場合は、「特定臨床研究」に該当するか。

　（答）　該当する。

（特定臨床研究該当性）

問 1 － 23　例えば、抗がん剤を被験者に投与し、当該抗がん剤の有効性を明らかにする研究において、被験者の症状等に応じて適時使用される制吐剤など、当該研究において有効性又は安全性を明らかにする対象としない医薬品等の取扱い（考え方）については、どのように考えればよいか。仮

に、被験薬である抗がん剤は適応内使用かつその医薬品等製造販売業者等から研究資金等の提供を受けていない場合であっても、当該制吐剤の医薬品等製造販売業者等から研究資金等の提供を受けている場合は、「特定臨床研究」に該当するか。

（答）　有効性又は安全性を明らかにする対象としない医薬品等については、問中の仮定の場合には、法における取扱い（考え方）は被験薬等とは異なり、特定臨床研究に該当しない。

（特定臨床研究該当性）

問1－24　「保険診療における医薬品の取扱いについて」（昭和55年9月3日付け保発第51号厚生省保険局通知）の趣旨を踏まえ、法第2条第2項第2号ロに規定する「用法等」と異なる用法等で用いられた場合であっても保険診療として取り扱われることがあると承知しているが、そうした用法等で用いる医薬品等の安全性及び有効性を明らかにする臨床研究は、「特定臨床研究」に該当するか。

（答）　該当する。

（特定臨床研究該当性）

問1－25　添付文書の「用法及び用量」に「疾患、症状により適宜増減する」とある抗がん剤について、「適宜増減」の範囲内で対象者に投与する場合には法第2条第2項第2号ロに該当するか。

（答）　通常、患者ごとに最適な診療行為を提供することを目的として、個々の患者の疾患、症状に合わせて用法及び用量が適宜増減されるものであり、法第2条第2項第2号ロへの該当性については、個別具体的な事例に基づき判断する必要があるため、必要に応じて、厚生労働省医政局研究開発振興課に相談されたい。

（特定臨床研究該当性）

問1－26　医薬品等の有効性又は安全性を明らかにすることを目的としない、手術・手技に関する研究の実施に当たり、法第2条第2項第2号に掲げる医薬品等（いわゆる「未承認」又は「適用外」の品目）を用いる場合、当該研究は「特定臨床研究」に該当するか。

（答）　当該研究中に用いる医薬品等の有効性又は安全性を明らかにすることを目的としていないのであれば、当該研究は特定臨床研究に該当しないと判断して差し支えない。ただし、研究対象の手術・手技の成立・達成に対する当該品目の寄与が高い場合（例えば、最先端の医療技術に基づく品目による場合、医師の技能を必要とせず単純な医療機器の操作のみで診療が行われる場合や単一の特定品目に限定して研究を実施する場合）

には、当該手術・手技の評価に加えて、実質的に当該品目の有効性又は
安全性を明らかにする研究であることから、特定臨床研究に該当し得る。
品目の寄与が高い研究か否かについては、当該研究の目的や内容などに
基づき、認定委員会において判断することが適当である。

【2　多施設共同研究】

（多施設共同研究）

問 2 － 1　臨床研究に関する業務の一部を委託する場合の契約は、研究代表医師
　　　　　が代表して契約を締結しなければならないか。

　（答）　　契約は、必ずしも研究代表医師（当該研究代表医師が所属する機関に
　　　　おいて当該研究資金等を管理する者等を含む。）が代表して締結する必要
　　　　はなく、必要に応じて各研究責任医師（当該研究責任医師が所属する機
　　　　関において当該研究資金等を管理する者等を含む。）が個別に契約を締結
　　　　することで差し支えない。

（多施設共同研究）

問 2 － 2　多施設共同研究の場合、研究計画書に基づき中央モニタリングを実施
　　　　　してもよいか。

　（答）　　差し支えない。

（多施設共同研究）

問 2 － 3　多施設共同研究である臨床研究を開始する際、認定委員会から承認を
　　　　　受けた後、全ての実施医療機関の管理者の承認が受けられていない時点
　　　　　において、jRCT 上で一部の実施医療機関の管理者の承認については「な
　　　　　し」と公表した上で、承認を受けた一部の実施医療機関から臨床研究を
　　　　　順次開始して差し支えないか。

　（答）　　差し支えない。

（多施設共同研究）

問 2 － 4　実施中の多施設共同研究を円滑に進める観点から、例えば、他の実施
　　　　　医療機関の管理者の変更等、自施設における臨床研究の実施に与える影
　　　　　響が乏しい研究計画書の変更に係る実施医療機関の管理者の承認につい
　　　　　ては、各実施医療機関においてあらかじめ定めた手続に基づき事後的に
　　　　　行うこととするなど、可能な限り柔軟に対応することとして差し支えな
　　　　　いか。

　（答）　　差し支えない。

（多施設共同研究）

問 2 － 5　多施設共同研究において、各実施医療機関の管理者の承認が新たに得
られた場合の、実施計画における管理者の承認に係る記載の変更に関す
る研究代表医師から他の研究責任医師への情報提供については、あらか
じめ当該他の研究責任医師の合意を得た上で、一定の期間内に承認され
たものを取りまとめて情報提供することとして差し支えないか。

（答）　差し支えない。また、研究代表医師は、必ずしも書面ではなく、メー
ル等により承認された事実の連絡を受けることをもって、実施計画にお
ける管理者の承認に係る記載を変更して差し支えない。

【3　臨床研究実施基準】

（研究責任医師等の責務等）

問 3 － 1　規則第10条に規定する「当該臨床研究を適正に実施するための十分な
教育及び訓練」とは、具体的にはどのような教育及び訓練が該当するか。

（答）　例えば、臨床研究中核病院が実施する臨床研究に従事する者を対象と
した研修（臨床研究・治験従事者研修等）及びそれに準じた内容の研修
が該当する。単に学術集会に参加したのみでは該当しない。

（研究責任医師等の責務等）

問 3 － 2　安全性・有効性の評価のために、独立性を担保した上で、効果安全性
評価委員会を設置してもよいか。

（答）　臨床研究の内容に応じて設置して差し支えない。ただし、効果安全性
評価委員会※を設置する場合には、その審議に関する手順を定め、これ
に従って審議をすることが望ましい。

※　効果安全性評価委員会とは、臨床研究の進行、安全性及び有効性に
ついて適当な間隔で評価し、臨床研究の継続、変更又は中止を提言す
ることを目的として設置する委員会。

（研究責任医師等の責務等）

問 3 － 3　臨床研究の対象者が臨床研究のために診療を受ける医療機関と、当該
臨床研究で用いる医療機器が設置されている医療機関が異なる場合、研
究責任医師はいずれの医療機関にも配置しなければならないか。

（答）　いずれの医療機関においても診療行為が行われるため、いずれにも配
置する必要がある。

（研究責任医師等の責務等）

問 3 － 4　臨床研究の対象者への医薬品の投与等は実施せず、当該臨床研究にお

いて検体の解析のみをする医療機関には、研究責任医師の配置は必要か。
- （答）　配置は不要である。ただし、記録の保存や個人情報の取扱いについては、研究責任医師又は研究代表医師の指導の下、遵守すること。なお、共同研究施設の研究者として研究計画書に記載され、当該臨床研究を実施することによって利益を得ることが明白な者に当たる場合は、利益相反管理の対象になるため注意が必要である。

（研究責任医師等の責務等）

問3－5　医薬品等製造販売業者等が企画、立案し、研究資金等を提供した上で、実施医療機関に委託する臨床研究であっても、研究責任医師が法に規定する義務等を負うことになるのか。
- （答）　臨床研究は、実施医療機関における診療行為を前提として実施されるものである。このため、臨床研究法では、実施医療機関で行う臨床研究の管理義務等を研究責任医師に求めており、問の場合であっても、研究責任医師が法に規定する義務等を負うことになる。

（研究責任医師等の責務等）

問3－6　臨床研究の対象者が在宅医療の患者等である場合、その在宅医療等を行う医療機関の医師が研究責任医師になると解してよいか。
- （答）　そのとおり。

（研究責任医師等の責務等）

問3－7　工学部で開発した未認証の医療機器を用いて法の対象となる臨床研究を実施する場合、例えば、当該工学部の教授が研究責任医師となることができるか。
- （答）　法における臨床研究は、医行為を伴うことを前提としており、また、対象者の安全性の確保の観点から、通常の診療の基盤の上に成立するものである。このため、臨床研究に係る業務を統括する医師又は歯科医師を「研究責任医師」として配置することとし、規則等により、その責務や業務内容等を明確化したところである。このような経緯等を踏まえると、法の対象となる臨床研究においては、医師又は歯科医師を研究責任医師として配置し、一定の責務等を担っていただく必要がある。

　　　他方で、研究責任医師以外に臨床研究を総括する者を配置することは制限されるものではないため、そのような総括する者を配置する場合には、実施計画の様式（規則様式第一）の1（3）「研究代表医師・研究責任医師以外の研究を総括する者」の項目に当該者の情報を記載し、総括する者として明確化されたい。

（研究計画書）

問3－8　施行通知「2. 法第2章関係（11）規則第14条第1号から第18号まで関係」の「臨床研究に係る実施医療機関の要件」とは、具体的にどのような場合に、どのような事項を記載することが求められているか。

（答）　多施設共同研究を実施する際、当該臨床研究の実施中に実施医療機関の追加があることが考えられる。このような場合、当初から研究計画書に、当該臨床研究を適切に実施するために必要と思われる実施医療機関の設備や臨床研究の実施体制についてあらかじめ定めておくことにより、実施医療機関の追加に伴う認定委員会における実施計画の変更審査を円滑に実施することが可能になると思われる。

このような観点から、「厚生労働大臣の定める先進医療及び施設基準選定等に伴う手続き等の取扱いについて」（平成28年3月4日付け医政研発0304第1号・薬生審査発0304第2号・薬生機発0304第2号・保医発0304第17号医政局研究開発振興課長・医薬・生活衛生局審査管理課長・大臣官房参事官（医療機器・再生医療等製品審査管理担当）・保険局医療課長通知）に規定する別紙1の様式第9号に準じた要件項目を設定しておくことが望ましい。

（研究計画書）

問3－9　研究計画書の変更について、単なる誤記の場合であっても委員会の意見を聴く必要があるか。

（答）　単なる誤記とはいえ、実施計画の内容の変更を伴う場合があるため、認定委員会の意見を聴くこと。

（研究計画書）

問3－10　侵襲性が極めて低い医療機器を用いるなど、臨床研究の対象者へのリスクが極めて低い臨床研究の研究計画書には、規則第14条に規定する事項を全て記載する必要があるか。

（答）　研究計画書には、臨床研究に応じて必要な事項を記載することとし、例えば、研究計画書の内容が全て実施計画に反映されているような場合には、研究計画書を兼ねる形で、実施計画を認定委員会に提出することとしても差し支えない。ただし、この場合であっても、認定委員会から科学的妥当性及び安全性の観点から、記載の追記を求められた場合等には、別途、研究計画書を作成するなど必要な措置を講じること。

（研究計画書）

問3－11　臨床研究の対象者から得た記録を症例報告書に直接記入する場合、どのように原資料と解すべき資料を特定したらよいか。

（答）　診療録に記載された内容を転記するのではなく、臨床研究の実施により臨床研究の対象者から得た情報を症例報告書に直接記入する場合は、当該症例報告書が原資料となるため、あらかじめ研究計画書にその旨を記載して、原資料を特定しておくこと。

（監査）

問 3 － 12　監査を実施するに当たって、実施医療機関に所属する監査部門が実施してもよいか。

（答）　当該実施医療機関における独立性が担保されているのであれば、差し支えない。

（臨床研究の対象者に対する補償）

問 3 － 13　臨床研究の対象者に対する補償として加入する保険は、どのような補償内容のものが適当か。

（答）第一の選択として補償金型の保険に、第二の選択として医療費・医療手当型の保険に加入することが望ましい。なお、保険における、補償金、医療費・医療手当の考え方については、医薬品企業法務研究会の「被験者の健康被害補償に関するガイドライン」を参考の一つとされたい。

（臨床研究の対象者に対する補償）

問 3 － 14　施行通知 1 （20）に、「①研究責任医師は、臨床研究を実施するに当たっては、あらかじめ、当該臨床研究の実施に伴い生じた健康被害の補償のために、原則として適切な保険に加入すること」とあるが、個別の臨床研究の特性を踏まえ、保険に加入せず、臨床研究の実施に伴い生じた健康被害に対する医療の提供のみを行う場合には、具体的にどのような手続が必要か。

（答）　実施計画、研究計画書及び説明同意文書に、保険に加入せず、臨床研究の実施に伴い生じた健康被害に対して医療の提供のみを行うこと及びその理由を記載し、認定委員会の承認を得る必要がある。

（苦情及び問合せへの対応）

問 3 － 15　規則第 23 条に規定する「苦情及び問合せを受け付けるための窓口」については、実施医療機関に既に設置されている臨床研究の相談窓口を活用してよいか。

（答）　差し支えない。

（情報の公表等）

問 3 － 16　認定委員会から承認を得ていれば、jRCT への公表前であっても臨床研

究の説明・同意取得を開始してよいか。

（答）　公表を行った日が臨床研究の開始日であるため、それまでは説明・同意取得を開始しないこと。

（情報の公表等）

問3－17　特定臨床研究以外の臨床研究について、jRCT 以外の国内の他の臨床研究登録機関のデータベースや海外の臨床研究登録機関のデータベース等に記録し公表することで、規則第24条に規定する「公表」を行ったことになるか。

（答）　公表を行ったことにはならない。

（情報の公表等（総括報告書））

問3－18　総括報告書については、実施医療機関や症例数が多い場合、評価項目が多くデータ数が膨大な場合、海外からのデータ収集を要する場合など、データ固定に時間を要し、評価項目に係るデータの収集を行うための期間が終了した日から1年以内の作成が困難である場合は、どのように対応すればよいか。

（答）　1年を超える妥当な理由があり、時間を要することが見込まれる場合は、あらかじめ、研究計画書に予定作成時期を記して認定委員会の承認を得た上で対応すること。

（情報の公表等（総括報告書））

問3－19　臨床研究の総括報告書の概要の公表を、当該研究の成果に関する論文の公表後とした場合には、当該研究の終了の日は、当該総括報告書の概要を厚生労働大臣に提出し承認された日になると解してよいか。また、研究成果を論文等で公表する予定がある場合、認定委員会にその旨を報告したうえで、jRCT での終了届書（総括報告書の概要）の公表を論文等の公表後としてよいとされているが、論文投稿後の公表の場合は、終了届書をどのように届出したらよいか。

（答）　研究成果を論文等で公表する予定があり、終了届書（総括報告書の概要）の jRCT での公表を論文等の公表後とする場合は、終了届書（総括報告書の概要）を地方厚生局へ提出し受理された（厚生労働大臣に提出し承認された日）時点で終了とみなし、jRCT 公表可能日に、jRCT において一般公開される。この場合、研究期間の延長にはならない。

　　　終了届書（総括報告書の概要）の作成で、以下を留意すること。

　　○終了届書（総括報告書の概要）が即日公表できる場合

　　　　「公表予定日」に終了届書の届出日と同日を記載する。

　　　　　論文等ない場合は「結果に関する最初の出版物での発表日」および

「結果と出版物に関する URL（複数可）」は空欄で提出する。

○終了届書（総括報告書の概要）を論文投稿等で公表日を未来日にする場合認定委員会でその旨を報告し、「公表予定日」に公表可能日を記載する（空欄は不可）。

「結果に関する最初の出版物での発表日」および「結果と出版物に関する URL（複数可）」に記載可能な場合は記載し、未定の場合は空欄で提出すること。

「公表予定日」、「結果に関する最初の出版物での発表日」および「結果と出版物に関する URL（複数可）」に変更が生じた場合は、直ちに記載変更の内容を地方厚生局に提出する。認定委員会の報告の有無は、当該認定委員会の規程に従うこと。

なお、地方厚生局が終了届書を受理した以降の、「公表予定日」、「結果に関する最初の出版物での発表日」および「結果と出版物に関する URL（複数可）」以外の記載変更は不可。

（情報の公表等（総括報告書））

問 3 − 20　実施計画の主要評価項目が公表できるようになった時期と、総括報告書を作成する時期が同時期の場合、主要評価項目を実施計画の変更で届出なければならないか。

（答）　総括報告書および終了届書（総括報告書の概要）と同時期の作成の場合は、総括報告書および終了届書の作成だけでよい。

【4　臨床研究の実施の手続】

（実施計画）

問 4 − 1　「研究・開発計画支援担当者」は、具体的にはどのような業務を行う者をいうか。

（答）　例えば、以下の業務を行う者をいう。
- 開発しようとする医薬品等の主な特徴（有効性、安全性、想定対象疾患、既存治療との相違点及び付加価値等）を踏まえ、必要な基礎研究及び臨床研究、開発の各段階での意思決定基準を提示する業務の支援
- 医薬品等の開発に関する計画を時系列に作成する業務の支援
- 医薬品等の開発に関する計画に基づく最も有効で効率的な研究計画書の基本骨格を作成する業務の支援

（実施計画）

問 4 − 2　「研究・開発計画支援担当者」とは、問 4-1 に掲げる者の他に、将来の薬事申請又は保険収載の可能性も見据えて、薬事・行政当局との相談

における知的貢献を通じて研究計画書の作成を支援する業務を行う者は該当するか。

（答）　該当する。

（実施計画）

問4－3　「研究・開発計画支援担当者」とは、実施計画、研究計画書等の文書について、法令に基づく要件との形式的な整合の観点から、単に作成を代行する者や作成を指導する者は含まれるか。

（答）　含まれない。

（実施計画）

問4－4　「調整管理実務担当者」は、具体的にはどのような業務を行う者をいうか。

（答）　例えば、以下の業務を行う者をいう。
・臨床研究の進捗及び予算の管理
・臨床研究に必要な手続の実施、文書の適切な管理及び収集データの信頼性確保
・臨床研究に関与する関係者との連絡調整及び情報交換

（実施計画）

問4－5　「研究・開発計画支援担当者」及び「調整管理実務担当者」は、医師、歯科医師等の有資格者のみが該当するのか。また、該当する業務を担当する者が複数いる場合、部門の責任者又は最も職位の高い者を登録すべきか。

（答）　実務的に該当する業務を担当する者であれば、資格の有無は問わない。また、該当する業務を担当する者が複数いる場合は、部門の責任者であるか又は職位が高いかにかかわらず、当該業務に最も主体的に関与し、実務的に貢献した者を登録すること。

（実施計画）

問4－6　実施計画について、実施医療機関の管理者に対しどのような手続で承認を得たらよいか。

（答）各実施医療機関で手続を定めることで差し支えない。

（実施計画）

問4－7　実施計画の誤記は、実施計画の軽微な変更の範囲に含まれるか。

（答）　含まれない。単なる誤記とはいえず、研究計画内容の変更を伴う誤記があるため、認定委員会の意見を聴くこと。

（実施計画）
問 4 － 8　特定臨床研究を中止した場合であっても、当該特定臨床研究を終了するまでの間に説明同意文書を変更する場合は、実施計画の変更として、認定委員会の意見を聴き、厚生労働大臣に変更届を提出するという理解でよいか。
　（答）　そのとおり。

（実施計画）
問 4 － 9　後発品の銘柄を指定せずに実施する特定臨床研究において、実施計画に記載すべき同一成分の後発品が多数ある場合は、販売名の欄には「○○錠 5mg「●●」等」と省略して記載して差し支えないか。
　（答）　差し支えない。ただし、研究資金等の提供に係る契約の必要性や利益相反の状況については、当該臨床研究に関わる全ての後発品の医薬品等製造販売業者等について確認すること。

（臨床研究の対象者等に対する説明及び同意）
問 4 － 10　予期される不利益のうち副作用の全てを詳細に説明文書に記載し説明しなければならないか。
　（答）　説明文書及びその別添には、全ての事項を記載する必要がある。ただし、説明に当たっては、重要な事項の説明及び臨床研究の対象者等の求めに応じて適切に説明することで差し支えない。

（特定臨床研究の対象者等に対する説明及び同意）
問 4 － 11　臨床研究の対象者等への説明を研究責任医師又は研究分担医師以外の臨床研究に従事する者が行ってよいか。
　（答）　説明と同意取得は研究責任医師又は研究分担医師が行わなければならない。なお、臨床研究の対象者等が理解を深めた上で、意思決定ができるよう、臨床研究に従事する者が説明の補助を行うことは差し支えない。

（特定臨床研究の対象者等に対する説明及び同意）
問 4 － 12　代諾者における成年後見人に関する考え方は、「人を対象とする医学系研究に関する倫理指針ガイダンス」において示されている考え方と同様でよいか。
　（答）　そのとおり。
　　〔編注：現在は、令和 3 年 4 月 16 日制定の「人を対象とする生命科学・医学系研究に関する倫理指針ガイダンス」〕

（特定臨床研究の対象者等に対する説明及び同意）

問 4 － 13 　「同意の撤回又は拒否の内容に従った措置を講じない旨の決定をした場合」とは、具体的にどのような場合が想定されるか。

　（答）　例えば、臨床研究の結果を論文として発表した後に同意が撤回された場合が想定される。

（記録の保存）

問 4 － 14 　特定臨床研究に関する記録については、全て紙媒体での保存が必要なのか。

　（答）　電子的な保存でも差し支えない。

（記録の保存）

問 4 － 15 　生物由来製品であることが見込まれる臨床研究に用いる医薬品に関する製造及び品質に関する記録は、「医薬品及び医薬部外品の製造管理及び品質管理の基準に関する省令」（平成 16 年厚生労働省令第 179 号）における生物由来医薬品等の規定に合わせて、相応の保存期間を設定してもよいか。

　（答）　規則第 53 条第 2 項の規定は、最低限保存すべき期間を示したものである。生物由来製品であることが見込まれる臨床研究に用いる医薬品については、生物由来製品に係る医薬品医療機器等法の規定を踏まえ、適切な期間保管されたい。

（記録の保存）

問 4 － 16 　どのようなものが「原資料」に該当するか。

　（答）　例えば、診療記録、検査記録、臨床研究の対象者の服薬日誌、投与記録、エックス線写真が該当する。

（疾病等報告）

問 4 － 17 　規則第 54 条第 1 項第 1 号から第 4 号までの疾病等について、被験薬の製造販売をし、又はしようとする医薬品等製造販売業者への情報提供は、電話、メール等どのような方法で行ってもよいか。

　（答）　差し支えない。

（疾病等報告、定義）

問 4 － 18 　法第 13 条の「特定臨床研究の実施に起因するもの」とは、当該臨床研究に用いる医薬品等に起因するもののみを指すのか、それとも当該臨床研究の実施に起因するもの全般を指すのか。

　（答）　当該臨床研究の実施に起因するもの全般を指す。

（疾病等報告）

問 4 － 19　疾病等のうち、血液毒性に伴う感染症の発生については、規則第 54
　　　　　条第 1 項第 3 号イ又はロの疾病等として報告すべきか、それとも同号ハ
　　　　　又はニの感染症として報告すべきか。

　（答）　　規則第 54 条第 1 項第 3 号イ又はロの疾病等として報告されたい。

（定期報告）

問 4 － 20　定期報告は、実施計画を厚生労働大臣に提出した日から起算して一年
　　　　　ごとに行うこととなっているが、「厚生労働大臣に提出した日」はどの日
　　　　　か。

　（答）　　「厚生労働大臣に提出した日」とは、当該臨床研究が jRCT で公表され
　　　　　た日をいうものとする。ただし、国際共同研究の場合であって、他国と
　　　　　定期報告の時期を合わせる場合はこの限りではない。

（その他）

問 4 － 21　臨床研究の対象者の SNS などによる当該臨床研究の情報公開について
　　　　　指導すべきか。

　（答）　　臨床研究の内容に応じて実施医療機関において適切に判断されたい。
　　　　　なお、臨床研究の実施に当たり、情報が公開されることにより他の対象
　　　　　者への影響が懸念される場合等にあっては、情報の公開に関してあらか
　　　　　じめ対象者の理解を得ておく必要があり、臨床研究に従事する者に対す
　　　　　る教育又は研修の機会を通じて周知しておくことが望ましい。

【5　認定臨床研究審査委員会】

（認定臨床研究審査委員会）

問 5 － 1　認定委員会が意見を述べた日とは、審査意見業務を行った日か、それ
　　　　　とも審査意見業務の結果について研究責任医師に通知をした日か。

　（答）　　研究責任医師に通知をした日である。

（認定臨床研究審査委員会）

問 5 － 2　法人が臨床研究審査委員会の認定申請を行う際、法人ではなく、法人
　　　　　が設置する病院の病院長が申請することはできるか。

　（答）　　できない。ただし、委員会の業務に関する規程や手順について、病院
　　　　　長が定めることとしても差し支えない。

（認定臨床研究審査委員会）

問 5 － 3 　一の法人が複数の臨床研究審査委員会の認定申請をすることは可能か。
　　（答）　　可能である。

（認定臨床研究審査委員会）
問 5 － 4 　「認定臨床研究審査委員会を設置する者に関する証明書類」とは、具
　　　　　体的にどのような書類を指すのか。
　　（答）　　例えば、病院等の開設許可証、開設証明証、法人の登記事項証明書の
　　　　　写しが該当する。

（認定臨床研究審査委員会）
問 5 － 5 　規則第 66 条第 2 項第 2 号に定める委員以外の者を委員として審査意見
　　　　　業務を行うことはよいか。
　　（答）　　技術専門員等を各会合に参加させることは差し支えないが、規則第 66
　　　　　条第 2 項第 2 号に定める委員以外に議決権を有する委員を置くことはで
　　　　　きない。また、議決権を有しないオブザーバー等として技術専門員等の
　　　　　参加を求める場合であっても、これらの参加者に委員その他これに類す
　　　　　る紛らわしい呼称を用いることは望ましくない。

（認定臨床研究審査委員会）
問 5 － 6 　認定委員会の構成要件にある「医学又は医療の専門家」には、どのよ
　　　　　うな者が該当するか。
　　（答）　　例えば、医療機関又は医学・医療に関する研究機関等で 5 年以上の診
　　　　　療、教育、研究又は業務を行った経験を有する者が該当する。なお、臨
　　　　　床研究審査委員会の認定申請時等に添付する委員の略歴は、別途添付し
　　　　　ている参考資料の書式 1 を用いることを推奨する。

（認定臨床研究審査委員会）
問 5 － 7 　認定委員会の構成要件にある「医学又は医療の専門家」には、生物統
　　　　　計の専門家は該当するか。
　　（答）　　「医学又は医療の専門家」として、1 名以上の医師が含まれる場合は、
　　　　　生物統計の専門家を「医学又は医療の専門家」として委員に選任しても
　　　　　よい。

（認定臨床研究審査委員会）
問 5 － 8 　認定委員会の構成要件にある「臨床研究の対象者の保護及び医学又は
　　　　　医療分野における人権の尊重に関して理解のある」者には、どのような
　　　　　者が該当するか。
　　（答）　　例えば、臨床研究の安全性及び科学的妥当性等を審査する委員会（認

定委員会、「医薬品の臨床試験の実施の基準に関する省令」（平成 9 年厚
生省令第 28 号）第 27 条の規定による治験審査委員会、「人を対象とする
医学系研究に関する倫理指針」（平成 26 年文部科学省・厚生労働省告示
第 3 号）第 10 の規定による倫理審査委員会等を含む。）の委員として、1
年以上の経験を有する者が該当する。
〔編注：現在は、「人を対象とする生命科学・医学系研究に関する倫理指針」
（令和 3 年文部科学省・厚生労働省・経済産業省告示第 1 号）〕

（認定臨床研究審査委員会）
問 5 － 9　認定委員会の構成要件にある「法律に関する専門家」には、どのよう
　　　　　な者が該当するか。
　（答）　例えば、以下の者が該当する。
　　　①　弁護士又は司法書士として業務を行っている者
　　　②　大学において法律学の教育若しくは研究を行っている教員として現
　　　　に常勤の教授、准教授若しくは講師である者又は過去に 5 年以上常勤
　　　　の教授、准教授若しくは講師として勤務した経験を有する者
　　　　なお、設置者の所属機関の顧問弁護士も該当するが、臨床研究審査委
　　　員会を設置する者の所属機関に属する者としてみなすこと。また、臨床
　　　研究審査委員会の認定申請時等に添付する委員の略歴は、別途添付して
　　　いる参考資料の書式 2 を用いることを推奨する。

（認定臨床研究審査委員会）
問 5 － 10　認定委員会の構成要件にある「生命倫理に関する識見を有する者」に
　　　　　は、どのような者が該当するか。
　（答）　例えば、以下の者が該当する。
　　　①　大学において生命倫理の教育若しくは研究を行っている教員として、
　　　　現に常勤の教授、准教授若しくは講師である者又は過去に 5 年以上常
　　　　勤の教授、准教授若しくは講師として勤務した経験を有する者
　　　②　以下のいずれも満たす者
　　　　・大学院修士課程相当の生命倫理学に関する専門教育を受けているこ
　　　　　と。
　　　　・査読のある学術雑誌に筆頭筆者として、生命倫理学に関する学術論
　　　　　文の発表が 1 編以上あること。
　　　　なお、臨床研究審査委員会の認定申請時等に添付する委員の略歴は、
　　　別途添付している参考資料の書式 3 を用いることを推奨する。

（認定臨床研究審査委員会）
問 5 － 11　10 年以上の臨床研究コーディネーター(CRC)の経験を有する者等、臨

床研究の対象者の保護及び医学又は医療分野における人権の尊重に関して理解を要する業務に従事している者については、「生命倫理に関する識見を有する者」に該当するか。

（答）　10年以上の臨床研究コーディネーター(CRC)の経験のみでは該当しないが、その他の個別具体的な経験の内容から総合的に判断して該当する場合はあり得る。

（認定臨床研究審査委員会）

問5－12　認定委員会設置者が設置する医療機関の職員は、「一般の立場の者」に該当するか。

（答）　該当しない。認定委員会設置者が設置する医療機関の現職員及び元職員は、「一般の立場の者」に該当しない。なお、臨床研究審査委員会の認定申請時等に添付する委員の略歴は、別途添付している参考資料の書式4を用いることを推奨する。

（認定臨床研究審査委員会）

問5－13　認定委員会設置者が設置する医療機関の所在地において、当該医療機関と関係のある業務に従事している保健医療に関する行政機関の現職員は、「一般の立場の者」に該当するか。

（答）　該当しない。

（認定臨床研究審査委員会）

問5－14　小学校、中学校又は高等学校の化学、生物又は物理の教員は、「一般の立場の者」に該当するか。

（答）該当する。

（認定臨床研究審査委員会）

問5－15　規則第66条第2項第5号の「当該医療機関と密接な関係を有するもの」とは、例えば、①大学病院と医学部の場合、②国立高度専門医療研究センターにおける研究所と病院の場合は、該当するか。

（答）　①②いずれも該当する。なお、医学部単科大学における教養分野の教員であっても「当該医療機関と密接な関係を有するものに所属している者」に該当する。

（認定臨床研究審査委員会）

問5－16　臨床研究審査委員会を設置する者が設置する大学の医学部に勤務していた経験があり、退職後に当該大学の名誉教授の称号を得ている者は、規則第66条第2項第5号の「同一の医療機関（当該医療機関と密接な関

係を有するものを含む。）に所属している者」又は同項第 6 号の「臨床研究審査委員会を設置する者の所属機関」に属する者に該当するか。

（答）　いずれにも該当する。

（認定臨床研究審査委員会）

問 5 － 17　技術専門員である「毒性学、薬力学、薬物動態学等の専門的な知識を有する臨床薬理学の専門家」には、どのような者が該当するか。

（答）　例えば、以下の者が該当する。

①　大学において臨床薬理学の教育若しくは研究を行っている教員として、現に常勤の教授、准教授若しくは講師である者又は過去に 5 年以上常勤の教授、准教授若しくは講師として勤務した経験を有する者

②　日米欧の規制当局において毒性学、薬力学若しくは薬物動態学の担当として 2 年以上の医薬品等の承認の審査業務を行った経験を有する者又はそれと同等の実務経験を有し、それに相当する知見を有する者

③　以下のいずれも満たす者

・医師、歯科医師、薬剤師等として 5 年以上の診療、業務、教育又は研究を行っていること

・大学院修士課程相当の臨床薬理学に関する専門教育を受けていること

・筆頭筆者として、査読のある学術雑誌に臨床薬理学に関する学術論文の発表が 1 編以上あること

（認定臨床研究審査委員会）

問 5 － 18　技術専門員である「生物統計の専門家」には、どのような者が該当するのか。

（答）　例えば、以下のいずれの要件も満たす者が該当する。

①　大学院修士課程相当の統計の専門教育を受けた経験を有するか、統計検定 2 級相当の能力を有すること

②　複数の臨床研究の実務経験（試験計画作成、データマネジメント、解析、報告書・論文作成、効果安全性評価委員会委員等）を有すること

（認定臨床研究審査委員会）

問 5 － 19　技術専門員については、認定委員会が選び評価を依頼することでよいか。

（答）　差し支えない。選任の方法は各認定委員会で定めるものとする。

（認定臨床研究審査委員会）

問 5 - 20　認定委員会の審査意見業務について、施行通知 2. 法第 2 章関係（24）②の「テレビ会議等の双方向の円滑な意思の疎通が可能な手段」には、電話等の音声のみによる手段も含まれるか。
　（答）含まれない。

（認定臨床研究審査委員会）
問 5 - 21　技術専門員については、具体的にどのような教育又は研修をすればよいか。
　（答）　認定委員会に評価書を提出するに当たって必要な研究倫理、法への理解や技術専門員として役割等について、評価書作成前に教育・研修することや外部機関が実施する教育又は研修の受講歴を確認すること等が想定される。

（認定臨床研究審査委員会）
問 5 - 22　議論の内容については、発言した委員の氏名が分かるように記載して公表する必要があるか。
　（答）　発言した委員の氏名まで記載して公表する必要はないが、発言した各委員を区別し、規則第 66 条第 2 項第 2 号に掲げるいずれの委員に該当するかが分かるように表記すること。

（認定臨床研究審査委員会）
問 5 - 23　一般社団法人が特定非営利法人になった場合等、認定委員会の設置者が変更になった場合には、どのような手続きが必要か。
　（答）　既存の認定委員会については、廃止の届出を行い、新たに臨床委員会の認定申請を行う必要がある。この場合、新たに認定された委員会が廃止した委員会の審査意見業務を引き継ぐ等、適切な措置を講ずること。

（認定臨床研究審査委員会）
問 5 - 24　規則第 66 条第 4 項第 5 号中の「年十一回」については、どの期間の開催数が計上されるのか。
　（答）　厚生労働大臣の認定を受けた日から 1 年間である。

（認定臨床研究審査委員会）
問 5 - 25　認定委員会の開催を予定していたが、申請がなく、開催しなかった。この場合、認定委員会の開催回数として計上できるか。
　（答）　計上できない。

（認定臨床研究審査委員会）

問 5 - 26　認定委員会の事務を行う者は、当該認定委員会の委員となることができるか。
（答）　審査意見業務を公平かつ中立に実施する観点から、望ましくない。

（認定臨床研究審査委員会）
問 5 - 27　認定委員会における審査意見業務の実施に当たり、特定臨床研究と非特定臨床研究とでは、法令上の位置付けが異なるため、審査手数料を含めその審査上の取扱いに差異を設けて差し支えないか。
　（答）　審査意見業務における業務内容、業務量等（例えば、技術専門員の種別・人数等）に差異があるなど、審査手数料を含めその審査上の取扱いに差異を設ける合理的な理由がある場合には、業務規程に定めることにより、差異を設けて差し支えない。

（認定臨床研究審査委員会）
問 5 - 28　社会保険診療報酬支払基金による審査情報提供事例における使用例など、「保険診療における医薬品の取扱いについて」（昭和 55 年 9 月 3 日付け保発第 51 号厚生省保険局長通知）に基づき保険診療における考え方が明確化されている医薬品や、診療ガイドライン等に基づき標準的な医薬品等の使用であるものとして認定委員会が認めるものを対象とした特定臨床研究（当該医薬品の医薬品等製造販売業者又はその特殊関係者から研究資金等の提供を受けているものを除く。）については、他の未承認薬等を用いる特定臨床研究と比較すると、被験者に対する有効性及び安全性に係る学術上の根拠が薬理作用等から見て一定程度得られていると見なせると考えられる。このため、これらの研究は、法令上、特定臨床研究に該当するものの、認定委員会での審査意見業務の実施に当たっては、認定委員会において特定臨床研究と非特定臨床研究の審査上の取扱いに差異を設けている場合（参考：問 5-27）にあっては、非特定臨床研究と同様の審査上の取扱いをすることができないか。
　（答）　問中の、被験者に対する有効性及び安全性に係る学術上の根拠が薬理作用等から見て一定程度得られている特定臨床研究については、認定委員会での審査意見業務の実施に当たり、業務規程に定めることにより、非特定臨床研究と同様の審査上の取扱いをして差し支えない（関連：問 1 - 24、問 1 - 25 及び問 5 - 27）。

（認定臨床研究審査委員会）
問 5 - 29　規則第 80 条第 4 項に基づき業務規程に定める方法（簡便な審査等）により審査意見業務を行うことができることとされている事項のうち、委員長が事前に確認する必要がないと認めたものについては、事前確認

不要事項としてあらかじめ具体的に業務規程に定めることにより、認定
委員会の事務局がそれに該当することを確認することをもって審査意見
業務を行ったものとして差し支えないか（具体的な事務手続としては、
例えば、研究代表医師は、実施計画の変更に係る審査依頼書に、事前確
認不要事項のみに該当する旨を明記して事務局に提出することとし、事
務局は、当該変更が事前確認不要事項に該当することを確認した上で、
当該審査依頼書に収受印を押印し、写しを交付するなど、受理する手続
のみをもって当該変更を承認したものとみなすことを想定）。

（答）　差し支えない。

（認定臨床研究審査委員会）

問 5 － 30　問 5 － 29 中の「事前確認不要事項」としてあらかじめ具体的に業務
　　　　　規程に定めたものに係る申請については、認定委員会の事務局が当該事
　　　　　項に該当することを確認し受領することをもって、審査結果通知等の書
　　　　　面の交付を行うことなく認定委員会が承認したものとみなして差し支え
　　　　　ないか。

（答）　差し支えない。ただし、認定委員会と実施医療機関との間で承認の有
　　　　無について認識の齟齬が生じないよう配慮することとし、具体的な手続
　　　　については、あらかじめ規程、手順書等において明確化しておくことが
　　　　望ましい。

（認定臨床研究審査委員会）

問 5 － 31　認定委員会の運営に関する事務をＣＲＯ等の外部機関に委託し、当該
　　　　　外部機関に従事する者に当該事務を行わせて差し支えないか。

（答）　認定委員会の運営に関する知識・経験を継続的に蓄積することで、認
　　　　定委員会の審査意見業務の質を確保する観点から、認定委員会の運営に
　　　　関する事務を行う者は、少なくとも認定の要件である 4 名以上は、認定
　　　　委員会を設置する者に雇用されている必要がある。

（認定臨床研究審査委員会）

問 5 － 32　認定委員会における総括報告書の審査に当たっては、当該認定委員会
　　　　　は当該臨床研究の原資料まで遡って確認し、総括報告書の内容の妥当性
　　　　　を検討しなければいけないか。

（答）　認定委員会は、提出された総括報告書について、研究計画書やその時
　　　　点における医学的知見に照らして、矛盾点がないかを確認することで差
　　　　し支えない。データの信頼性を確認するために原資料まで遡って確認す
　　　　ることは求めていない。

【6　利益相反管理・資金提供等】

(COI)

問 6 － 1　実施計画及び研究計画書の記載事項である「研究代表医師、研究責任医師以外の研究を総括する者」は、「利益相反申告者」に該当するか。

　　(答)　該当する。

(COI)

問 6 － 2　定期報告に当たり、利益相反申告者は、所属する実施医療機関の管理者又は所属機関の長に研究者利益相反自己申告書を再度提出し、事実関係の確認を受ける必要があるか。

　　(答)　利益相反状況を適切に管理し、臨床研究に対する国民の信頼の確保を図る観点から、規則第 59 条第 1 項第 5 号及び利益相反管理通知 7 (2)の手続に併せて、各利益相反申告者は寄附金等の提供の状況を確認し、実施医療機関の管理者又は所属機関の長にも事実確認を受けることが適切である。

　　　　ただし、実施医療機関の管理者又は所属機関の長の確認を受けた後、新たに寄附金等の提供を受けていない場合など、利益相反管理計画に影響しない場合には、手続の簡略化を図るなど、柔軟な対応をとることとして差し支えない。

(COI)

問 6 － 3　施行通知において、法の施行の際現に特定臨床研究を実施する研究責任医師が実施する当該特定臨床研究の実施計画について、認定委員会の意見を聴く場合、認定委員会に提出する書類のうち、利益相反管理基準及び利益相反管理計画については、規則第 21 条第 1 項第 1 号に規定する関与（研究に対する利益相反）に関する事項に限るとされているが、同項第 2 号に規定する関与（研究者等個人に対する利益相反）に関する事項については、いつ提出すればよいか。

　　(答)　初回の定期報告の際に提出すること。

(COI)

問 6 － 4　利益相反管理において、実施医療機関の管理者又は所属機関の長（以下「管理者等」という。）による事実関係の確認は、臨床研究が実施されるごとに行うのではなく、例えば、あらかじめ研究者ごとに当該研究者に係る全ての医薬品等製造販売業者等との関与について包括的に事実関係を一括して確認※しておいて、個別の臨床研究が実施される際に、その確認結果に基づいて、当該臨床研究に対する医薬品等製造販売業者等

との関与を研究責任医師（多施設共同研究の場合は、研究代表医師）に事務的に管理者等が報告することとして差し支えないか。

※包括的な事実関係の確認の方法としては、例えば、研究者に対しては、関与のある全ての医薬品等製造販売業者等及びその関与の内容について申告を求め、管理者等は、管理者等が労務管理等の観点で既に得ている情報に基づき、申告された内容の事実関係を確認するとともに、申告のなかった医薬品等製造販売業者等の関与がないか確認する方法が想定される。

（答）　差し支えない。ただし、包括的な確認は、少なくとも年に1度は更新し、臨床研究が実施される際に、直前の包括的な事実関係の確認時から変更があるかどうかを研究者に対して確認を取り、変更がある場合には、その事実関係について別途確認すること。

なお、管理者等による事実確認については、実施医療機関等において必要な情報を把握している部署や担当者が確認することを想定しており、実施医療機関等において、把握している情報がない場合には、確認不能とすることで差し支えない（利益相反に関するQ&A13参照）。

（研究資金等）

問6－5　法第2条第2項第1号に規定する「研究資金等」に、物品提供及び労務提供は含まれるか。

（答）　含まれない。

（研究資金等）

問6－6　医薬品等製造販売業者等からの寄附等の資金を原資として公益財団法人等が公正に臨床研究の公募を行っている場合（施行通知4. 法第4章関係（4）規則第89条関係⑤の（ア）～（ケ）のいずれにも該当する場合）、当該資金は、法第2条第2項第1号の「研究資金等」に該当するか。

（答）　該当しない。

（研究資金等）

問6－7　研究資金等について、「臨床研究の実施に必要な費用に充てられることが確実であると認められる資金」とは、具体的にどのような資金が考えられるか。

（答）　例えば、国立研究開発法人日本医療研究開発機構（AMED）の研究費における直接経費等、臨床研究に直接関連づけられる費用に充てられる資金が該当する。

（研究資金等・公表）

問 6 - 8　臨床研究を実施するために必要な CRO 業務、検査業務、物品購入等について、実施医療機関が当該業務等を行う企業等に対して委託し、当該業務等に係る費用を医薬品等製造販売業者等が負担した場合、当該業務等に係る費用は「研究資金等」に該当するか。

　　　　また、研究の管理等を行う団体から実施医療機関への研究資金等の提供に関する情報の公表方法はどのようなものがあるか。

（答）　　実質的に、臨床研究のために実施医療機関が必要とする資金を提供しているため、当該業務等に係る費用は医薬品等製造販売業者等から実施医療機関へ提供される「研究資金等」に該当する。なお、当該業務等を、実施医療機関が医薬品等製造販売業者等に対して委託し、当該医薬品等製造販売業者等から実施医療機関に対して提供する場合は役務の提供であるため、「研究資金等」には該当しない。

　　　　　また、研究の管理等を行う団体から実施医療機関への研究資金等の提供に関する情報の公表方法については、当該情報の閲覧者が当該研究資金等の提供の経路を正確に理解できるよう、例えば、当該団体から実施医療機関への提供については研究資金等の総額の箇所に括弧書きで、その旨と当該額を記入するなど、医薬品等製造販売業者等から当該団体に対して直接的に提供しているものと区別して公表することが望ましい。

（資金提供・公表）

問 6 - 9　事業年度の途中で特定臨床研究が開始した場合に、当該特定臨床研究に係る寄附金、原稿執筆料、講演料等について、当該事業年度における特定臨床研究の開始以前に支払った額を含めて公表して差し支えないか。また、臨床研究終了後 2 年後の年度において、終了後 2 年後の日以降に支払った額を含めて公表して差し支えないか。

（答）　　いずれも差し支えない。

（資金提供・研究資金等）

問 6 - 10　例えば、企業Aが 100 万円、企業Bが 300 万円の研究資金等を研究の管理等を行う団体に提供し、当該団体から、実施医療機関①、②にそれぞれ 200 万円ずつ提供して臨床研究が行われる場合、当該団体が企業Aに提供する情報として、研究資金等の提供に関する情報をどのように計算すればよいか。

（答）　　企業Aから団体に提供された 100 万円のうち、実施医療機関①、②に提供された研究資金等の額を特定し、当該情報を企業Aに提供することが望ましい。ただし、それが困難である場合は、医療機関へ提供された額を企業A、Bが当該団体に提供した額で按分して得られる額を企業Aに提供することで差し支えない（この場合は、当該団体は、実施医療機

関①、②に対して 50 万円 (=200 万円 × 100 万円 ÷ (100 万円 + 300 万円))
ずつ支払ったものと計算する)。

（資金提供・契約）
問 6 － 11　法施行前から継続して実施されている臨床研究について、法第 32 条
　　　　　に定める契約を締結する必要があるか。
　　（答）　　法施行後に研究資金等の支払いを行う場合には、当該支払いが研究資
　　　　　金等の提供に当たるため、法第 32 条に定める契約を締結しなければなら
　　　　　ない。なお、新たに契約を締結するのではなく、施行前に締結した契約
　　　　　の一部変更や必要な覚書の締結により、規則第 88 条に定める事項を盛り
　　　　　込むことでも差し支えない。
　　　　　　また、法施行後に研究資金等の支払いを行わない場合であっても、法
　　　　　第 32 条に定める契約を締結することが望ましい。

（資金提供・契約）
問 6 － 12　臨床研究を支援する団体が医薬品等製造販売業者等から受けた寄附金
　　　　　について、当該医薬品等製造販売業者が製造販売する医薬品等に係る臨
　　　　　床研究には使用せず、又は当該団体の運営資金のみに使用する場合は、
　　　　　医薬品等製造販売業者等との契約は必要ないと考えて差し支えないか。
　　（答）　　差し支えない。ただし、用途について帳簿等により明確化すること。

（COI（その他））
問 6 － 13　医薬品等製造販売業者等が研究責任医師に対して提供することが認め
　　　　　られない役務はあるか。
　　（答）　　当該役務が研究責任医師の監督の下で実施される限りにおいて、デー
　　　　　タ管理、モニタリング、統計・解析及び監査を含め、提供することが認
　　　　　められない役務はない。
　　　　　　ただし、この場合、利益相反管理基準※に基づいて適切に利益相反の
　　　　　管理を行わなければならない。
　　　　　　また、研究責任医師が医薬品等製造販売業者等に臨床研究に関する業
　　　　　務の一部を委託する場合であっても、当該業務の実施に係る責任は研究
　　　　　責任医師が有するものであり、規則第 10 条に規定する研究責任医師の責
　　　　　務を含め、法に基づく各種の責務が免ぜられるものではないことに留意
　　　　　すること。
　　　　※推奨基準においては、①共同研究や業務委託により、医薬品等製造販
　　　　　売業者等に現に在籍（所属）する者が臨床研究に係る役務を提供する
　　　　　形態と、②医薬品等製造販売業者等の研究者が出向等により実施医療
　　　　　機関に在籍（所属）し、一研究者として臨床研究に関与する形態が存

在するが、②の形態の場合は、医薬品等製造販売業者等の研究者が従
事できる業務の内容等が限定されているため、利益相反管理に当たっ
ては利益相反管理通知別添におけるガイダンス等を参照すること。

【7 附則関係】

（乗せ換え）

問 7 － 1　法施行前から継続して実施されている臨床研究の実施計画について、
規則附則第 2 条関係の施行通知において示された認定委員会の審査意見
業務が必要となる事項以外の項目は、認定委員会が意見を述べることは
できないのか。

　（答）　「進捗状況に応じて必要な事項」は、最低限確認すべき事項を例示し
たものであり、認定委員会が必要と認めた場合には、当該事項以外の事
項も含めて意見を述べることを制限するものではない。

（乗せ換え）

問 7 － 2　法施行前から継続して実施されている補償保険に未加入の臨床研究に
ついては、法施行後、保険に加入する必要があるか。

　（答）　既に実施中の臨床研究においては、新たに保険に加入することは不要
である。

（乗せ換え）

問 7 － 3　法施行前から継続して実施している特定臨床研究について、経過措置
により、実施計画を届け出ていない場合であっても、法施行後に研究資
金等を支払うときは法第 32 条による契約を締結する必要があるか。

　（答）　契約を締結する必要がある。なお、締結しなければならない契約事項
については、契約を締結する時点では把握できない事項については、把
握した段階で速やかに契約の更新等することでも差し支えない。

（乗せ換え）

問 7 － 4　法施行前から継続して実施している特定臨床研究に新たな施設が参加
する場合、当該新たな施設における当該特定臨床研究についても、法の
経過措置が適用されるか。

　（答）　適用される。

【8　臨床研究法以外の法令等関係】

（医療法）

問 8 － 1　認定委員会に意見を聴いて臨床研究を実施している場合であっても、

医療法（昭和23年法律第205号）の規定に基づく未承認新規医薬品等評価委員会の審査を受ける必要があるのか。

（答）　必要ない。詳細については、「医療法施行規則の一部を改正する省令の施行について」（平成30年3月30日付け医政発0330第35号）による改正後の「医療法施行規則第9条の23第1項第8号ロの規定に基づき未承認新規医薬品等を用いた医療について厚生労働大臣が定める基準について」（平成28年6月10日付け医政発0610第24号）を参照すること。

（再生医療等安全性確保法）

問8－2　再生医療等の安全性の確保等に関する法律（平成25年法律第85号）に基づく臨床研究を実施する場合、研究責任医師とは、誰を指すか。

（答）　研究責任医師は、再生医療等安全性確保法に規定する「実施責任者（第3種再生医療等を実施する場合にはこれに準ずる者）」をいい、研究代表医師とは、再生医療等安全性確保法に規定する「代表管理者（第3種再生医療等を実施する場合にはこれに準ずる者）」をいう。

（先進医療）

問8－3　法に基づき実施される臨床研究であって、先進医療に該当するものについて、先進医療としても総括報告を行うことが求められているが、法に規定する主要評価項目報告書及び総括報告書の概要について認定委員会の意見を聴くことに加えて、先進医療として求められるものを厚生労働省に報告する必要があるか。また、その場合の手続はどのようにすればよいか。

（答）　いずれも行う必要がある。報告までの主な手続は以下のとおり。

①　法に規定する主要評価項目報告書及び総括報告書の概要について、認定委員会に意見を聴き、「承認」の結論を得る。

②　先進医療として求められる総括報告に①を添付した上で厚生労働省に報告し、先進医療会議等の審査を受ける。

③　②で了となった後、認定委員会に報告の上、jRCTに公表する。（②において修正があった場合には、その修正について再度認定委員会の意見を聴き、「承認」の結論を得る必要がある。）

なお、この場合において、規則第24条第5項の「認定臨床研究審査委員会が意見を述べた日」とは③の報告を行った日又は「承認」の結論を研究責任医師に通知した日とする。

（先進医療）

問8－4　法に基づき実施される臨床研究であって、先進医療に該当するものについて、認定委員会及び先進医療会議等への審査の手順についてはどの

ようになるのか。

(答)　概ね問8－3に記載の手順のとおり（実施計画の変更の場合も同様）。

　　　なお、先進医療に該当する臨床研究については、「厚生労働大臣の定める先進医療及び施設基準」（平成20年厚生労働省告示第129号）に規定された日をもって実施計画を受理し、jRCTへの公表が行われる点に留意すること。

　　　詳細については、「厚生労働大臣の定める先進医療及び施設基準の制定等に伴う手続き等の取扱いについて」（平成28年3月4日付け医政研発0304第1号・薬生審査発0304第2号・薬生機発0304第2号・保医発0304第17号医政局研究開発振興課長・医薬・生活衛生局医薬品審査管理課長・医薬・生活衛生局医療機器審査管理課長・保険局医療課長通知（平成31年3月29日一部改正））を参照されたい。

（先進医療・患者申出療養）

問8－5　先進医療又は患者申出療養として実施する臨床研究において、認定委員会における審査意見業務の後、先進医療技術審査部会、先進医療会議又は患者申出療養会議において研究計画書等に変更があった場合は、当該変更に係る認定委員会の審査意見業務については、施行通知3（27）の簡便な審査又は問5－29の「事前確認不要事項」に係る審査として、規則第80条第4項に基づく取扱いをして差し支えないか。

(答)　差し支えない。ただし、その場合であっても、実施される臨床研究の内容を認定委員会が把握する観点から、変更の内容について、事後的に認定委員会に報告することが望ましい。

（人を対象とする医学系研究に関する倫理指針）

問8－6　特定臨床研究以外の臨床研究については、臨床研究実施基準の遵守が努力義務とされているが、これに加えて、「人を対象とする医学系研究に関する倫理指針」（平成26年文部科学省・厚生労働省告示第3号）も遵守する必要があるか。

(答)　法に規定する臨床研究実施基準のみの遵守に努めることで差し支えない。

　　〔編注：現在は、「人を対象とする生命科学・医学系研究に関する倫理指針」（令和3年文部科学省・厚生労働省・経済産業省告示第1号）〕

（略語一覧）

「法」：臨床研究法（平成29年法律第16号）

「規則」：臨床研究法施行規則（平成30年厚生労働省令第17号）

「施行通知」：臨床研究法施行規則の施行等について（平成30年2月28日付け医

政経発 0228 第 1 号・医政研発 0228 第 1 号厚生労働省医政局経済課長・研究開発振興課長通知)

「医薬品医療機器等法」: 医薬品、医療機器等の品質、有効性及び安全性の確保等に関する法律 (昭和 35 年法律第 145 号)

「認定委員会」: 法第 23 条第 5 項第 2 号に規定する認定臨床研究審査委員会

「jRCT」: 規則第 24 条第 1 項に規定する厚生労働省が整備するデータベース (Japan Registry of Clinical Trials)

「認定委員会」: 法第 23 条第 5 項第 2 号に規定する認定臨床研究審査委員会

「非特定臨床研究」: 法第 2 条第 2 項に規定する特定臨床研究以外の臨床研究

「利益相反管理通知」: 臨床研究法における臨床研究の利益相反管理について (平成 30 年 3 月 2 日付け医政研発 0302 第 1 号厚生労働省医政局研究開発振興課長通知)

「推奨基準」: 利益相反管理通知別添における利益相反管理基準

書式１：医学又は医療の専門家

西暦　　　年　　月　　日

略　歴

ふりがな	
氏名	
所属機関	
所属・職名	
学歴	大学　　　　学部　西暦　　　年卒
免許・資格	（例） □医師　　免許番号（　　　　　）　取得年（西暦　　　年） □歯科医師 免許番号（　　　　　）　取得年（西暦　　　年）
勤務歴※	西暦　　年　月～西暦　　年　月： 西暦　　年　月～西暦　　年　月： 西暦　　年　月～西暦　　年　月： 西暦　　年　月～西暦　　年　月： 西暦　　年　月～現在：（※現在の所属先と兼務先（臨床教授含む。）があれば全て記載すること）
専門分野	
所属学会等	
法律違反の有無	
備考※	

※５年以上の診療、教育、研究又は業務を行った経験を明確に記すこと

※委員の役割など、特段の選任理由等がある場合には記載すること

書式２：法律に関する専門家

略　歴

	ふりがな	
	氏名	
	所属機関	
	所属・職名	
	学歴	大学　　　　　学部　西暦　　　年卒
	勤務歴	西暦　　　年　月～西暦　　　年　月：
		西暦　　　年　月～西暦　　　年　月：
		西暦　　　年　月～西暦　　　年　月：
		西暦　　　年　月～西暦　　　年　月：
		西暦　　　年　月～現在：(※現在の所属先と兼務先（臨床教授含む。）があれば全て記載すること)
いずれかに該当すること	免許・資格	(例) □弁護士　　　取得年（西暦　　　年） □司法書士　　取得年（西暦　　　年）
	大学での教員経験	□法律学の教育又は研究を行っている常勤の教授、准教授若しくは講師である。 □過去５年以上の法律学の教育又は研究を行った常勤の教授、准教授若しくは講師の経験がある
臨床研究の対象者の保護及び医学又は医療分野における人権の尊重に関する理解		□なし □あり 　□１年以上の倫理審査委員会又は治験審査委員会等の委員の経験がある 　（委員会名/期間：　　　　　　　　　　　　　　　　　） 　□その他　（　　　　　　　　　　　　　　　　　　　　）
	専門分野	
	所属学会等	
	法律違反の有無	
	備考※	

※委員の役割など、特段の選任理由等がある場合には記載すること
※「免許・資格」、「大学での教員経験」、「臨床研究の対象者の保護及び医学又は医療分野における人権の尊重に関する理解」は、該当する□にチェックをいれること

書式３：生命倫理の識見を有する専門家

西暦　　　年　　月　　　日

略　歴

ふりがな		
氏名		
所属機関		
所属・職名		
学歴	大学　　　　学部　西暦　　　年卒	
勤務歴	西暦　　年　月～西暦　　年　月：	
	西暦　　年　月～西暦　　年　月：	
	西暦　　年　月～西暦　　年　月：	
	西暦　　年　月～西暦　　年　月：	
	西暦　　年　月～現在：（※現在の所属先と兼務先（臨床教授含む。）があれば全て記載すること）	
いずれかを満たすこと	大学での教員経験	□生命倫理に関する教育を行っている常勤の教授、准教授若しくは講師である。 □過去に５年以上の生命倫理に関する教育又は研究の常勤の教授、准教授若しくは講師の経験がある
	教育・研究等	いずれも満たすこと　□大学院修士相当の生命倫理学に関する専門教育を受けている □査読のある学術雑誌に筆頭筆者として、生命倫理に関する学術論文の発表が１編以上ある。 （雑誌名、巻数、号数、出版年月：　　　　　　　　　）
専門分野		
所属学会等		
法律違反の有無		
備考※		

※委員の役割など、特段の選任理由等がある場合には記載すること
※「大学での教員経験」、「教育・研究等」、は、該当する□にチェックをいれること

書式4：一般の立場の者

西暦　　　年　　月　　日

略　歴

ふりがな	
氏名	
所属機関	
所属・職名	
学歴	大学　　　　　学部　西暦　　　年卒
免許・資格	□なし □あり 　　（免許/取得年：　　　　　　　　　　　　　　　）
勤務歴	西暦　　年　月～西暦　　年　月： -- 西暦　　年　月～西暦　　年　月： -- 西暦　　年　月～西暦　　年　月： -- 西暦　　年　月～西暦　　年　月： -- 西暦　　年　月～現在：（※現在の所属先と兼務先（臨床教授含む。）があれば全て記載すること）
専門分野	
所属学会等	
法律違反の有無	
備考※	

※委員の役割など、特段の選任理由等がある場合には記載すること

臨床研究法の対象となる臨床研究等の事例集
について（その１）

平成 30 年 10 月 16 日
各〔都道府県・保健所設置市・特別区〕衛生主管部（局）長あて
厚生労働省医政局研究開発振興課事務連絡

改正：平成 31 年 3 月 28 日厚生労働省医政局研究開発振興課事務連絡、令和 4 年 3 月 31 日厚生労働省医政局研究開発振興課／医薬・生活衛生局監視指導・麻薬対策課事務連絡

　今般、臨床研究法（平成 29 年法律第 16 号）に規定する臨床研究等に該当するか否かの判断の参考として、臨床研究等の事例集を別添のとおり取りまとめましたので、御了知の上、関係団体、関係機関等に周知徹底を図るとともに、その実施に遺漏なきよう御配慮願います。

記

臨床研究法の対象となる臨床研究等の事例集

（略語一覧）
「法」：臨床研究法（平成 29 年法律第 16 号）
「ＱＡ」：臨床研究法の施行等に関するＱ＆Ａ（統合版）について（令和元年 11 月 13 日付け厚生労働省医政局研究開発振興課／医薬・生活衛生局監視指導・麻薬対策課事務連絡）

1．法に規定する臨床研究のうち、特定臨床研究に該当する事例：特定リスト

事例	留意事項等
（1 － 1）臨床研究を行う際に、国内の医薬品等製造販売業者の海外子会社から研究資金等の提供を受ける研究は、特定臨床研究に該当する。	当該臨床研究において、国内の医薬品等製造販売業者は、法第 32 条の契約締結が適切になされるよう当該子会社を指導することとし、法第 33 条の情報の公表については、当該医薬品等製造販売業者が行うことが望ましい。 （ＱＡ問 1 － 19 参照）
（1 － 2）被験薬は適応内使用かつ当該被験薬の医薬品等製造販売業者又はその特殊関係者から研究資金等の提供を受けていないが、対照薬が適応外使用である又	（ＱＡ問 1 － 22 参照） ※編注：問 1 － 22　A群に被験薬を、B群に対照薬を投与し、両薬の有効性を比較するといった試験デザインにおいて、被験薬だけでなく、対照薬

は対照薬の医薬品等製造販売業者若しくはその特殊関係者から研究資金等の提供を受けている研究は、特定臨床研究に該当する。	についても、法に規定する「医薬品等」に該当すると解してよいか。例えば、被験薬は適応内使用かつ当該被験薬の医薬品等製造販売業者等から研究資金等の提供を受けていない場合であっても、対照薬が適応外使用である又は対照薬の医薬品等製造販売業者等から研究資金等の提供を受けている場合は、「特定臨床研究」に該当するか。 （答）　該当する。
（1－3）2型糖尿病の効能・効果が承認されている経口血糖降下剤について、2型糖尿病かつ心不全を有する患者を対象として、心不全の改善に係る有効性・安全性を評価しようとする研究は、承認を受けていない心不全に係る有効性・安全性を評価しようとするものであるため、特定臨床研究に該当する。	同剤を投与した2性を評価しようとする研究は、適用内での臨床研究になるため、製薬企業等からの資金提供がない場合には、特定臨床研究には該当しない。

2．法に規定する臨床研究に該当する事例（特定臨床研究又は特定臨床研究以外の臨床研究）：臨床研究リスト

事例	留意事項等
（2－1）医薬品を人に対して用いることにより、当該医薬品の薬物動態に係る評価を行う研究は、法に規定する臨床研究に該当する。	（QA問1－2参照）
（2－2）人体への侵襲性が低いものの、医行為を伴い、医薬品等の有効性（性能を含む。）又は安全性を明らかにする研究は、法に規定する臨床研究に該当する。	（QA問1－4参照）
（2－3）体外診断薬と医療機器が一体化している体外診断薬を人に対して用いる研究は、法に規定する臨床研究に該当する。	体外診断薬のみを用いる研究は法に規定する臨床研究に該当しないが、体外診断薬と医療機器とが一体化しているものを人に用いる研究は、該当する場合がある。 （QA問1－8参照）
（2－4）腹痛等の症状（症状A）を効能・効果とする漢方薬について、症状Aを一つの症状とする過敏性腸症候群等の特定の疾病（疾病B）の患者を対象として、	

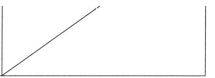

| 疾病Bに係る当該漢方薬の有効性・安全性を評価しようとする研究は、特定臨床研究には該当せず、法に規定する臨床研究に該当する。 | |

3．法に規定する臨床研究に該当しない事例（観察研究等）：対象外リスト

事例	留意事項等
（3－1）医療機器を用いて体温の計測のみを行う研究は、法に規定する臨床研究に該当しない。	このような研究であっても、患者の疾患該当性等について診断を行う場合は、医行為に該当するため、法に規定する臨床研究に該当する。
（3－2）医療機器の性能の評価を伴わない手術や手技に関する研究は、法に規定する臨床研究に該当しない。	（QA問1－5参照）
（3－3）有効性や安全性の評価を目的とせず、医師又は患者から、いわゆる「医療機器の使用感」について意見を聴く調査は、法に規定する臨床研究に該当しない。	（QA問1－6参照）
（3－4）医療機器であるマッサージチェアの心地良さのみに関する調査は、法に規定する臨床研究に該当しない。	（QA問1－7参照）
（3－5）有効性や安全性の評価を目的とせず、要指導医薬品又は一般用医薬品の使用者からその「使用感」（飲みやすさ、塗りやすさ等）について意見を聴く調査は、法に規定する臨床研究に該当しない。	（QA問1－9参照） ※編注：問1－9　有効性や安全性の評価を目的とせず、要指導医薬品又は一般用医薬品の使用者からその「使用感」（飲みやすさ、塗りやすさ等）について意見を聴く調査は、法の対象となる臨床研究に該当するか。 （答）　該当しない。
（3－6）放射線治療装置について、研究に使用する装置を特定の医療機器（製品）に限定せず、その上で、承認された範囲内において、さらに詳細な使用方法（照射線量、照射回数等）の違いによる治療効果の違いを評価することを目的とした研究は、法に規定する臨床研究に該当しない。	承認条件として学会のガイドライン等が示されている場合には、当該ガイドラインにおいて規定される使用方法等の範囲内で使用される場合に限り、法に規定する臨床研究に該当しない。
（3－7）医薬品を人に対して投与するこ	主たる目的がバイオマーカーの探索で

とにより、医薬品の有効性に影響を与える遺伝子変異を探索的に検討する臨床研究（治験の付随研究）など、いわゆるバイオマーカーの探索的な検討に係る研究は、医薬品の有効性・安全性を明らかにしようとするものではないため、法に規定する臨床研究に該当しない。	あっても、副次的に医薬品の有効性・安全性の評価を行う場合など、実質的に医薬品の有効性・安全性を明らかにしようとする研究の場合は、法に規定する臨床研究に該当する場合がある。
（3－8）医薬品の有効性を評価することを目的とした治験に付随して、別の研究として実施する臨床研究（治験の付随研究）であって、当該治験の被験者から血液、組織等の検体を採取し、当該医薬品の有効性を評価しようとするものは、当該付随研究中では、人に対して医薬品を用いていないため、法に規定する臨床研究に該当しない。	
（3－9）ＰＥＴ検査用放射性医薬品（承認の有無にかかわらない）を投与し、アルツハイマー型認知症にかかる画像検査を経年的に行うことにより、アルツハイマー型認知症の自然経過を観察する研究など、疾病の病態解明に係る研究は、法に規定する臨床研究に該当しない。	主たる目的が病態解明であっても、副次的に医薬品の診断に係る性能の評価を行う場合など、実質的に医薬品の有効性・安全性を明らかにしようとする研究の場合は、法に規定する臨床研究に該当する場合がある。
（3－10）人に対して単に電極を装着して電位を測定するなど、医療機器を非侵襲的に人に対して使用し、その結果を研究の目的で診断や治療方針の決定には使用せず、他の検査結果と数値の比較のみ行うなどにより当該医療機器の性能を評価する研究は、法に規定する臨床研究に該当しない。	当該医療機器の使用が、侵襲（軽微な侵襲を含む。）を伴う場合には、医行為に該当するため、法に規定する臨床研究に該当する場合がある。
（3－11）患者から血液、組織等の検体を採取し、又はＣＴ等の画像検査を行い、その結果を独立した別の医療機器により測定・分析することにより、当該医療機器の性能を評価する研究は、その結果を研究の目的で診断や治療方針の決定に使用する場合を含めて、当該医療機器自体	画像撮影を行う医療機器と分析を行う医療機器が一体となっている場合など、実質的に評価の対象となる医療機器を患者に対して使用している場合は、法に規定する臨床研究に該当する場合がある。

を直接患者に対して使用していないため、法に規定する臨床研究に該当しない。	
（3 － 12）手術中に、タブレット端末により患者の術野を撮影・表示し、組織や病巣の詳細な位置を重ねて描画することで術者へのナビゲーションを行うプログラム医療機器について、その手術の結果により当該プログラム医療機器の有効性を評価する研究は、当該プログラム医療機器を直接患者に対して使用していないため、法に規定する臨床研究に該当しない。	
（3 － 13）未承認の診断機器を使用して、その検査値を医療機関内での診断基準や治療基準として設定するなど、検査手法の確立に係る研究は、法に規定する臨床研究に該当しない。	主たる目的が検査手法の確立であっても、副次的に診断機器の性能の評価を行う場合など、実質的に医療機器の有効性・安全性を明らかにしようとする研究の場合は、法に規定する臨床研究に該当する場合がある。
（3 － 14）センチネルリンパ節同定用薬について、当該薬の対象臓器として承認されていない臓器に対して使用し、当該臓器に係る病巣の切除を行う臨床研究において、当該切除に係る有効性及び安全性のみを評価対象とし、当該薬によるセンチネルリンパ節の同定に係る有効性の評価を行わないものは、法に規定する臨床研究に該当しない。	副次的であっても当該薬によるセンチネルリンパ節の同定に係る有効性の評価が行われる場合は、法に規定する臨床研究に該当する場合がある。
（3 － 15）国内で治療法のない疾患に対して、海外のみで承認されている医薬品（未承認・適応外薬）を診療の一環として使用し、その結果としての診療情報又は試料を利用する研究（患者申出療養として実施する場合を含む。）は、観察研究に該当することから、法に規定する臨床研究に該当しない。	

特定臨床研究の該当性に関するチェックリスト

課題番号	
研究課題	
所属組織	
所属部署	
研究責任者 研究責任医師	

チェックリストの使用方法

平成 30 年 4 月 1 日以降に開始（予定含む）又は実施中である臨床研究に関して、研究責任者、研究責任医師又は研究事務局は、本チェックリストを用い、研究課題毎に特定臨床研究の該当性について確認をお願いします。

確認の結果、特定臨床研究に該当する場合は、チェックリスト-2「特定臨床研究の開始時手続きに関するチェックリスト」又はチェックリスト-3「経過措置手続きに関するチェックリスト」を参考に必要な手続きを行って下さい。

なお、各チェック項目について判断に迷う場合は、必要に応じて研究事務局、認定臨床研究審査委員会又は厚生労働省医政局研究開発振興課へご相談下さい。

特定臨床研究の該当性

No.	チェック項目	該当の有無等
1	医薬品医療機器等法で定められる治験、製造販売後臨床試験（再審査・再評価に係るもの）に該当する研究である	□はい　　→　**臨床研究法上の臨床研究ではありません。** GCP 又は GPSP に従って実施して下さい（以降の回答は不要です）
		□いいえ　　→　No.2 へ
2	医薬品等（医薬品、医療機器、再生医療等製品）を人に対して投与又は使用する※研究である ※医薬品等の投与又は使用が医行為に該当する （注）食品を疾病の治療等に用いる研究の場合は、その食品が医薬品に該当するかどうか、都道府県薬務課に確認してください	□はい　　→　No.1 へ
		□いいえ　　→　**臨床研究法上の臨床研究ではありません。** 医学研究に関する各種倫理指針を遵守し実施して下さい
3	医薬品等（医薬品、医療機器、再生医療等製品）の有効性又は安全性を明らかにすることを目的とした研究である	□はい　　→　No.4 へ
		□いいえ　　→　**臨床研究法上の臨床研究ではありません。** 医学研究に関する各種倫理指針を遵守し実施して下さい
4	観察研究※に該当する研究である ※観察研究：研究の目的で検査、投薬その他の診断又は治療のための医療行為の有無及び程度を制御することなく、患者のために最も	□はい　　→　**臨床研究法上の臨床研究ではありません。** 医学研究に関する各種倫理指針を遵守し実施して下さい

	適切な医療を提供した結果としての診療情報又は資料を利用する研究	□いいえ　→　No. 5 へ
5	医薬品医療機器等法で未承認又は適応外の医薬品等（医薬品、医療機器、再生医療等製品）を評価対象として用いる研究である ※保険適用されていても、厳密には適応外の場合があります。添付文書をよく確認してください	□はい　　→　No. 7 へ □いいえ　→　No. 6 へ
6	企業等から研究資金等の提供※を受けて、当該企業の医薬品等（医薬品、医療機器、再生医療等製品）を評価対象として実施する研究である ※寄附金を研究資金等として使用する場合は「研究資金等の提供」に該当する ※物品の提供、労務提供は「研究資金等の提供」に該当しない	□はい　　→　No. 7 へ □いいえ　→　**特定臨床研究ではありません**。臨床研究法を遵守し（努力義務）実施して下さい
7	平成 30 年（2018 年）4 月 1 日以降に開始する研究である ※平成 30 年（2018 年）4 月 1 日時点で既に実施中であった研究は、「いいえ」を選択	□はい　　→　**特定臨床研究に該当します**。チェックリスト 2 を確認の上、必要な手続きを速やかに実施して下さい □いいえ　→　No. 8 へ
8	平成 31 年（2019 年）4 月 1 日以降も継続する予定の研究である ※平成 31 年（2019 年）3 月 31 日までに終了する予定の研究は「いいえ」を選択	□はい　　→　**特定臨床研究に該当します**。認定臨床研究審査委員会の載せ替え審査が必要です。No. 9 へ（研究の進捗状況を確認） □いいえ　→　**特定臨床研究に該当しますが、認定臨床研究審査委員会の載せ替え審査は不要です**。平成 31 年（2019 年）3 月 31 日までに、臨床研究開始時に審査を行った倫理審査委員会に終了報告を行って下さい
9	認定臨床研究審査委員会の載せ替え審査時点の研究の進捗状況 ① 研究開始 〜 症例登録終了まで ② 症例登録終了 〜 観察期間終了まで ③ 観察期間終了 〜 データ固定まで ④ データ固定 〜 研究終了（総括報告書の公表）	**平成 31 年（2019 年）3 月 18 日までに jRCT への入力と地方厚生局への提出が必要です** □① □② □③ □④ → チェックリスト 3 を確認の上、必要な手続きを実施して下さい 認定臨床研究審査委員会による審査事項は、進捗状況①〜④によって異なります（参考「経過措置」―略）

特定臨床研究の開始手続きに関するチェックリスト

	研究開始までの手続き	単施設	多施設共同	
		責	代表	責
1	**jRCT の「新規登録」にて「臨床研究計画情報」を「一時保存」する** jRCT（Japan Registry of Clinical Trials） https://jrct.niph.go.jp/（アカウント未作成の場合、先にアカウント作成を行う） 　以下は、項目は空欄のままでよい 　①当該特定臨床研究に対する管理者の許可の有無 　②認定臨床研究審査委員会の承認日 　③当該臨床研究に対する審査結果 　④研究資金等の提供の有無は、予定で記載すること（契約前の場合） 　⑤審査受付番号（認定臨床研究審査委員会が当該研究に発行した受付番号がある場合）	○	○	
2	**利益相反に関する各種書類を作成する** 研究代表医師は以下書類を作成する □　利益相反管理基準（様式A） □　関係企業等報告書（様式B）	○	○	
	各実施医療機関の研究責任医師は以下書類を作成する □　利益相反管理計画（様式E） 　　各実施医療機関の研究責任医師および研究分担医師等は、【様式A】利益相反管理基準および【様式B】関係企業等報告書をもとに、【様式C】研究者利益相反自己申告書を作成し、所属機関へ提出する。所属機関は、研究責任医師及び全研究分担医師の【様式C】について事実確認して【様式D】利益相反状況確認報告書を作成し、研究責任医師にまとめて送付する。研究責任医師は、自分自身及び所属する実施医療機関における全研究分担医師について、【様式D】から一つの【様式E】利益相反管理計画を作成する □　研究分担者リスト（統一書式1）	○	○	○
3	**認定臨床研究審査委員会へ、以下書類を提出し、意見を聞く** ※ 認定臨床委員会一覧 https://jcrb.niph.go.jp/ ※ 臨床研究実施計画番号は、jRCT 番号とするため、新規依頼時は記載しなくてよい □　新規審査依頼書（統一書式2） □　実施計画（省令様式第一）（Word、又は jRCT に研究内容を入力し「一時保存」し画面印刷をしたもの）　※ Word で作成する場合は、jRCT 入力内容と齟齬がないように留意する □　研究計画書			

	☐ 説明文書（補償の概要含む）、同意文書　※研究計画書の添付資料とされている場合			
	☐ 研究分担者リスト（統一書式1）　※ 多施設共同研究の場合、各施設が記載した本書式を取りまとめて提出すること	○	○	
	☐ 疾病等が発生した場合の対応に関する手順書			
	☐ モニタリングに関する手順書			
	☐ 利益相反管理基準（様式A）			
	☐ 利益相反管理計画（様式E）　※多施設共同研究の場合、各研究責任医師が提出した本書式を取りまとめて提出すること			
	☐ 監査に関する手順書（ある場合）			
	☐ 統計解析計画書（ある場合）			
	☐ 医薬品等の概要を記載した書類（ある場合）			
	☐ その他認定臨床研究委員会が求める書類			
4	**実施医療機関の管理者へ研究の実施の可否について、承認を受ける** 認定臨床研究審査委員会で意見を聴いた後、上記書類その他実施医療機関の管理者が求める書類を提出して、当該医療機関における当該特定臨床研究の実施の可否について、当該管理者の承認をうける ※多施設共同研究の場合は、すべての施設の管理者の許可が得られない場合は、許可が得られた施設から開始してよい	○	○	○
5	**実施計画を厚生労働大臣に提出する** ☐ 認定臨床研究審査委員会で承認を得たら、jRCT 登録で「1」の①～⑤を入力する ☐ 認定臨床研究審査委員会で修正等指示があった場合には、修正する ☐ jRCT 入力を完成させ、「届出手続」→「申請」を行う 【特定臨床研究の場合】実施計画（省令様式第一）を jRCT で「届出書出力」し、研究責任医師／研究代表医師の捺印したものを、審査を行った認定臨床研究審査委員会の所在地を所管する地方厚生局へ郵送する 【努力義務の場合】jRCT で「申請」まで行い、地方厚生局への郵送は不要	○	○	
6	**jRCT の公表** 【特定臨床研究の場合】郵送された実施計画（省令様式第一）を、所管の厚生局又は厚生労働省本省が確認し、認定処理を行う。認定後、厚生局が公表 【努力義務の場合】jRCT で「申請」されてから数日で公表	○	○	
7	**当該研究の実施** 実施計画の提出後、jRCT に情報が公表されてからでないと研究を開始できない	○	○	○

索　引

臨床研究法令ハンドブック　第3版

２０１８年　４月　７日　初版発行
２０２３年　５月３１日　第３版第１刷発行

発行　株式会社薬事日報社　https://www.yakuji.co.jp/
　　　　　　　　　　　本社　東京都千代田区神田和泉町１番地
　　　　　　　　　　　　　　電話 03 － 3862 － 2141
　　　　　　　　　　　支社　大阪市中央区道修町２－１－10
　　　　　　　　　　　　　　電話 06 － 6203 － 4191
印刷　昭和情報プロセス株式会社